「動かない」と人は病む
生活不活発病とは何か

大川弥生

JN284405

講談社現代新書

2207

はじめに

あなたご自身やご家族・お友達などについて、「最近体が弱ってきたようだが、年だから仕方ないか……」「病気した後、いつまでも元気が戻らないけど、年のせいで病気が治りにくいのだろうか……」などと思われることはありませんか？

これが実は「生活不活発病」という病気のため、あるいはふつうの病気に生活不活発病が加わっていたため、ということが少なくないのです。

生活不活発病とは、その名の通り、「生活が不活発になった」ことが原因となり、あらゆる体や頭のはたらき（機能）が低下する病気です。この病気は誰にでも起こる可能性がありますが、特に高齢者に起こりやすいものです。また、うっかりしていると「寝たきり」にまでなってしまいかねない、「こわい病気」でもあります。

今「こわい病気」といいましたが、生活不活発病は、知識さえあれば、防ぐこと（予防）ができるし、起こってもよくすること（改善）ができるものです。

生活不活発病の発生の原因、症状などは、ふつうの病気とは大きく違います。また、予防や改善の方法も大きく違い、ユニークな面がたくさんあります。

これにうまく対処するには、私たちの頭（また日本の社会全体）に、浸み込んでしまった「誤った常識」から一度すっぱりと抜け出て、「新しい常識」を身につけていくことが大事です。

たとえば「病気の時は安静第一」が本当によいのでしょうか？「不自由なことを代わりにやってあげることが親切」なのでしょうか？「年をとると体が弱るのは仕方ない」ものでしょうか？こういうことを、もう一度、基本から考えてみましょう。

生活不活発病の他の病気と違う点、最も大きな特徴はその名に含まれている「生活」に由来しています。私たちの「日々の生活のあり方・仕方」と関係が深い病気なのです。

ですから、生活不活発病を考えることで、高齢者の保健・医療・介護のあり方、一般の人々の配慮の仕方などについて考え直すべきことがいろいろと浮かんでくると思います。

皆さんの充実した生活のために、この本を贈ります。お役に立てれば嬉しいかぎりです。

目次

プロローグ　病気がきっかけで生活不活発病に

最近のことですが、友人からお父様（吉岡さん仮名、八十歳）のことで相談をうけました。肺炎で入院して、すっかり治って自宅に帰ったのに、どんどん弱ってきているというのです。

そこで友人と一緒に、ご両親の家をお訪ねしました。

ご両親は、ご夫婦二人暮らしです。以前会った時にはお父様は読書家で洒脱な方という印象でした。しかし今回は、私のことも覚えていらっしゃらないようで別人のような対応にびっくりしました。

退院後の「安静」

吉岡さんは二週間ほど入院していました。熱が高かった五日間は「安静」を指示され、熱が下がってからも自分で安静を心がけていたそうです。一日中ベッドに寝て、時々新聞を読んだり、テレビを見ながら「うとうと」していたりという毎日を過ごしていました。食事もベッドの背を起こして、もたれた姿勢で食べていました。

自宅に帰ってからも、「安静にしたほうが早くよくなる」と思い、ほとんど寝ていました。奥さんも「無理をしちゃだめよ」と入院中と同様にベッドに食事をもってきてくれます。こうして、食事の時やトイレに行く時以外はほとんど横になっていました。

退院して一週間くらいたつと、熱や咳もおさまってきました。吉岡さんはそろそろふつうの生活に戻ろうと考えていたのですが、テーブルか戸棚につかまらないとベッドから立ち上がれなくなっていました。少し長く起きていると疲れてきて、早く布団にもぐりこみたくなります。

そのうちに歩くのまで難しくなって、トイレにも家具や壁につかまっていくようになりました。その上、なんだか「ぼーっ」として集中できないし、見舞いに来てくれた人の名前を思い出せなかったりして、「認知症」になったのではないかと、奥さんも心配になってきました。

奥さんは「病気は治ったのだから、もっと元気が出ていいはず」と思う反面、「年だし、若い時のようにはいかないんだろう。老人は回復に時間がかかるというし」とも思っていました。

しかし私の友人には、「いくら年だと言ったって」と納得いかなかったのです。

「体も頭も使わないとなまる」の真実

吉岡さんのように、高齢の方が退院後の自宅生活でだんだんと弱っていくのは珍しいことではありません。風邪《かぜ》をこじらせて自宅で寝込んでいたら、いつの間にか歩けなくなったり、ボケたようになる方はたくさんいらっしゃいます。皆さんも耳にされたことがないでしょうか。

実は、こうして体が弱ったりするのは、年のせいではなく「生活不活発病」という病気によることが多いのです。生活不活発病とは、日常の「生活が不活発」なことが原因でおきる全身の機能低下です。吉岡さんの場合もまさにそうでした。

私が吉岡さんにそうご説明すると、「そんな病気があるなんて知らなかった」「初めて聞いた」とおっしゃいました。おそらく皆さんの多くも初めて耳にする病気でしょう。

ですが「常識」として、「体も頭も使わないとなまる」ということはご存じだと思います。これが、ふつう考えられているよりもはるかに強く、そしてさまざまな、意外なかたちで起こってきます。これが生活不活発病なのです。

生活不活発病の原因は、「生活が不活発になったこと」です。これは、その人の以前の生活の状態にくらべて、また一般の同年代の人とくらべて、毎日の、朝から晩までの生活が不活発だということです。

では生活が不活発とは具体的にどのような状態のことなのでしょうか。まず大事なのは、「生活が活発か不活発か」が、短時間の集中的な運動（体操や、スポーツや、筋力トレーニングなど）をしているかどうかという、いわば「瞬間風速」的なものではないということです。一日全体を通して、自然にどのような生活動作をどのぐらいしていて、その結果どのように体や頭を使っているかで決まるものです。

ここで問題となる生活動作とは、たとえば屋外・屋内を歩くことや食事、入浴、洗面、トイレなどの身の回り動作、家事や仕事など、ふつうは全く意識しないでしている、生活の中で目的や意味を持って行う動作すべてが含まれます。

また生活不活発病は、原因だけではなくその始まり方も、ふつうの病気と違って「生活」との関係が大きいという特徴があります。つまり、筋萎縮や骨萎縮、床ずれといった個々の症状が出てくるより先に、「生活動作の不自由さ、やりにくさ」が現れてきます。

このように、非常に多くの心身のはたらき（機能）が同時に少しずつ低下し、その影響がいわば「掛けあわさって」、まず生活動作への影響が強く出てくる、これが「体も頭も使わないとなまる」の真実です。

回復は充実した生活から

生活不活発病の予防のためにも回復のためにも大事なのは、原因である「生活が不活発なこと」を防ぐ、つまり「生活を活発にする」ことです。

それは「充実した活発な生活を送ることで、自然と体や頭を使っている状態」を作ることが基本になります。

さきほどお話ししましたが、「活発にする」というと、何か特別な、普通の生活にない「活発なこと」、つまり「腕立て伏せ百回」などといった筋力トレーニングのようなことをしなければならないのかと思う方が多いのですが、そうではありません。

生活不活発病では多くの機能が同時に低下しますから、一部の機能（たとえば筋力）だけを改善させようとしても解決できません。「筋トレ」のような運動密度の高いものを短時間するよりは、一日全体の、合計の活動量を増やす方がはるかに効果的です。

ですから、生活を楽しみ、社会に参加し、生きがいのある充実した生活を送ることが大事です。充実した生活を送った結果、生活全体が活発になることが基本になります。

ここまで説明していくと、友人が「なんかふつうの病気っぽくないわね」と言いました。「ふつうの病気は、生活なんて関係ないんじゃない?」と。

この友人の感想は、ある意味その通りです。

実際に医療や介護の専門家は生活不活発病（学術用語では「廃用症候群」ともいいます）の知識は一応もっていると思います。しかし、現実には予防・改善の対策は不十分です。その理由はこの「ふつうの病気」っぽくないところにあるのかもしれません。

この本で、この病気が「ふつうの常識」になってほしい、という願いをこめて、お話をしていきたいと思います。

病気が病気を加速する

吉岡さんにお話をうかがって分かってきたのは、実は肺炎の前から、だんだんと生活が不活発になり、生活不活発病が徐々に始まっていたということです。

きっかけは、昔からの友人が亡くなり、その家を訪ねることや、一緒に外出したり旅行することがなくなったことでした。その結果、生活が以前より不活発になり、生活不活発病を起こしていたのです。

そのため疲れやすくなり、外出しても長い距離歩けず、長く立っていることも辛くなっていました。散歩もしなくなり、家でも横になっていることが多くなったり、立ったりしゃがんだりが辛いので、庭の家庭菜園も奥さんまかせになるなど、生活がいっそう不活発になっていたのです。

こうして、すでに始まっていた生活不活発病が、入院と退院後の安静で急に進んだのです。

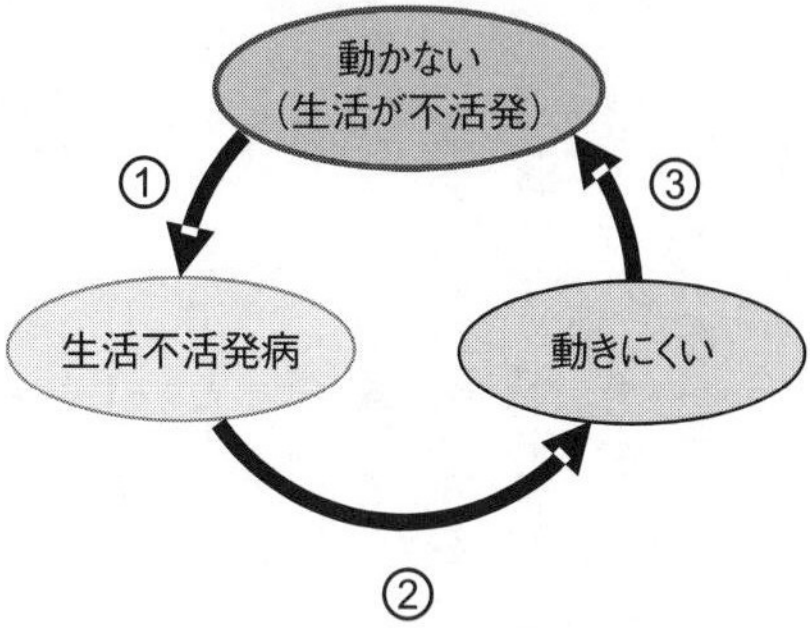

図1　生活不活発病進行の悪循環

「動かない」と「動けなくなる」

生活不活発病は、いったんはじまると、図1のように「悪循環」をつくって進行していきます。

まず、「動かない」（生活が不活発）ことによって生活不活発病が生じます（図1の矢印①）。次に、生活不活発病が起きると、歩くことや身の回りのことなどの生活動作が難しくなったり、疲れやすくなって、「動きにくい」ようになります（矢印②）。そのために、ますます「動かない」ようになっていきます（矢印③）。その結果、生活不活発病がいっそう進むということになります。

これはまるで、雪玉が雪の坂道を転がりおちながらどんどん大きくなっていくようなもので、際限なく進んでいく、まさに「悪循環」です。

この悪循環をどこかで止めないと、どんどん進行して、生活動作がほとんどできなくなって「寝たきり」の状態にまでいたります。また、元気な時にしていた家の中の仕事や社会参加（友人との付き合い、地域活動への参加など）ができなくなり、「生きがい」もなくなっていきます。

このように、生活不活発病が発生する最初のきっかけは小さなことかもしれません。ですが、たとえきっかけが小さいものだとしても「生活不活発病の悪循環」が起こり、生活動作の不自由さが進んでいくものなのです。

高齢者では、このように生活不活発病が少しずつはじまり、病気や、次章以降で紹介するさまざまなことがきっかけとなって、一気に進行することがよくあります。

ですから、吉岡さんの場合なら肺炎の前の状態に戻しただけではまだ不十分です。何かちょっとしたきっかけがあれば、また悪循環がはじまり、一気に悪化しかねません。

肺炎にかかる頃よりも前の生活が活発な状態にまで戻すこと、すなわち悪循環から脱却し「良循環」をつくることが必要なのです。

悪循環の逆である「良循環」とは、すなわち、「よく動く」→「生活不活発病が軽くなる」→「動きやすくなる」→「いっそうよく動く」というような状態です。

そのためには、「動く目的」をつくること、つまり「生活の内容」（仕事や社会参加）を豊かにして、「いろいろとすることがある」→「だから自然によく動く」という状態をつくることが基本となります。

一日を通しての活動量が大事

吉岡さんにまず「心がけていただきたい」と私がお話ししたのも、「一日全体の合計の活動量を無理なく増やす」という基本に沿ったことでした。一日を通しての、合計の動く時間や歩く距離が大事なことをご説明しました。

まずお願いしたのは、日中はベッドに寝ているのではなく、居間のいすに座っていることです。疲れてきたら横になってもいいのですが、三十分以上続けては横にならないようにお話ししました。

そしてなるべく頻回に家の中を歩いてもらうようにしました。一回に長い距離歩くのではなく、短距離でいいから何回も繰り返すことで、一日全体の合計回数を増やしていくのです。これを「少量頻回訓練」といい、歩行にかぎらず、すべての生活動作の回復に適応できます。特に病後の疲れやすさによって低下した生活動作を回復させる時の基本です。

同時に、吉岡さんの場合は肺炎の前の状態に戻ったら、そこで十分とせず、もっと生活を活発にし、もっと楽しく充実した日々を送るにはどうしたらいいか、家族全員で考えていただきました。

そして吉岡さんは、まず奥さんと一緒に近所の散歩をはじめました。また、しばらく休んでいた碁会所行きを再開すること、むかし好きだった歴史上の古跡を訪ねる旅行にも奥さんや娘さん達と行く、などの目標をたてました。

趣味の家庭菜園も、自宅の庭だけなら奥さん一人で十分な広さなので、それに加えて市の公募の家庭菜園を借りることにしました。考え始めると、吉岡さんにはいろいろとやってみたいことがあったのです。

「できるだけ動きましょう」「がんばれ」でよいか？

その後の様子をうかがうと、ご本人も家族も「体を動かさないことが、こんなに短期間で体を弱らせるのか」ということを痛感され、動く機会を着実に増やし、目標を少しずつ実現していっておられるそうです。

吉岡さんの場合、具体的な目標や、細かいやり方をご本人やご家族と一緒に考えたのがよかったのだと思います。「できるだけ動きましょう」という、漠然とした言いかただったら、うまくいかなかったでしょう。

「できるだけ」がどのぐらいかを、ご本人の判断にまかせると、「無理だ」と思って少ししか動かないかもしれません。逆に、張り切りすぎて、その時点では無理なことまでやろうとして、疲れ果ててしまい、「やっぱり無理だった」とあきらめてしまう危険もあります。

また、ただ「がんばれ」とだけいうのも考えものです。「がんばらないのがいけない」と、ご本人のせいにしてはいけません。そう簡単には「がんばれない」理由があると考え、その理由をみつけて、無理なく生活が活発になるように一緒に工夫することが大事なのです。

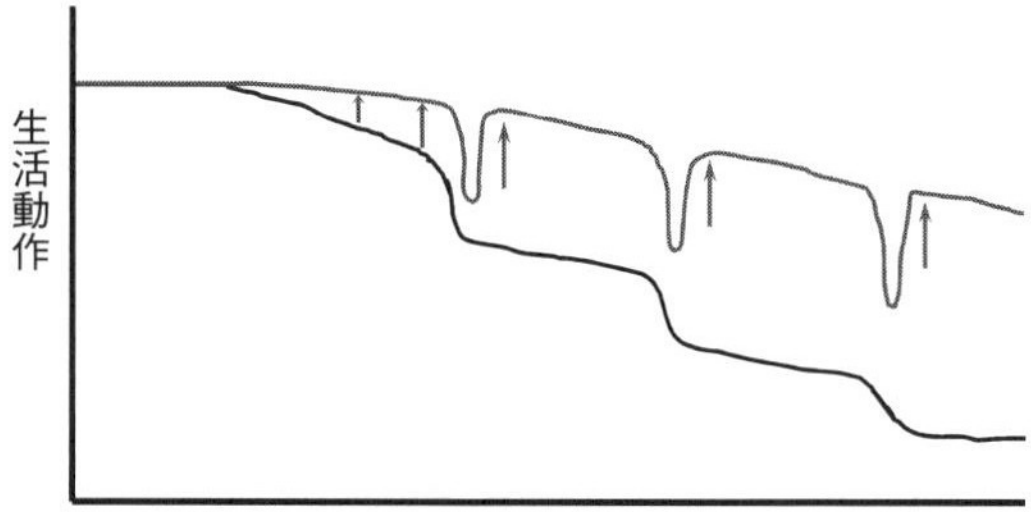

図2　生活不活発病モデル（生活不活発病、変形性関節症など）

早期発見・早期対応の「水際作戦」

この生活不活発病対策では、早期発見・早期対応が大事です。「生活のあり方が特徴」というと、何かゆっくりと対応すればよいように思われるかもしれません。しかし生活不活発病対策は時期的に二つに分けて考えねばならず、大至急対応しなければならない時期があるのです。

図2の下の線で示すように、生活動作が低下していく経過には、なだらかにゆっくりおちていく時期だけでなく、階段のように急激に低下する時期があります。この急激な低下を早期に発見し、生活不活発病であることを確認して、即座に対応して元に戻すことが必要です。それによって、図2の上の線で示すような経過をたどるようにするのです。これを私は「水際作戦」と呼んでいます。

この吉岡さんの場合も水際作戦であり、私の友人が早期

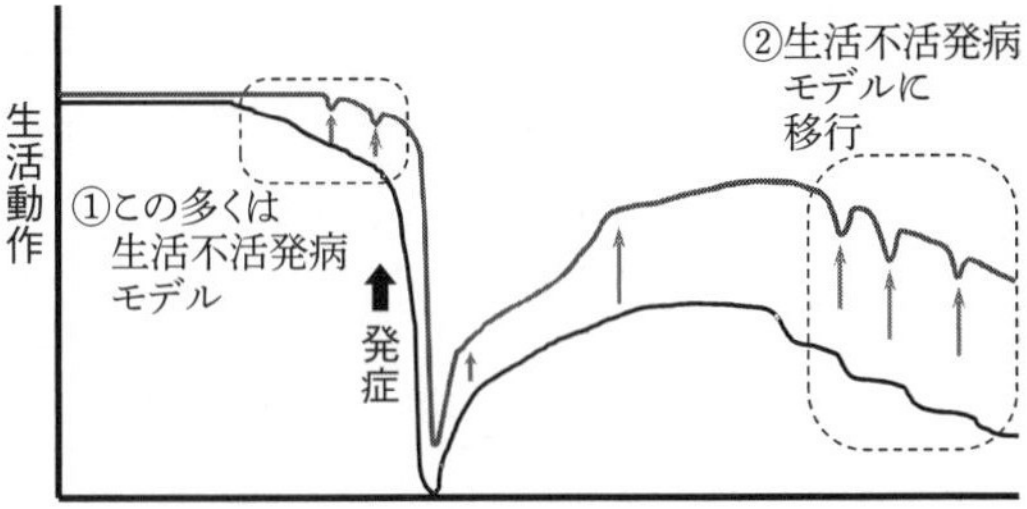

図3　脳卒中モデル（脳卒中、骨折など）

発見し、早期の対応策を家族一緒に考え、実行してくれたおかげで、どうにか改善できました。ですが、欲をいえばできればもっと早く、退院の直後から、本当は肺炎の前から気がついていたらもっとよかったと思います。

また第9章でお話しするように、東日本大震災をはじめいろいろな災害の時に、多数の方に生活不活発病が発生しますが、それもこの「水際作戦」を必要とする人々が同時に多数生じることだととらえることができます。それができるような態勢を平常時から整えておきたいものです。

生活不活発病モデルと脳卒中モデル

生活動作が難しくなる経過は大きく分けて次の二つが考えられます。一つは、脳卒中、骨折などの急激に運動機能が低下する疾患・外傷によるもので、「脳卒中モデル」（図3）と呼ばれるものです。これは従来からよく知られ、治療やリハビリテーションが必要な状態と考えられてきました。

もう一つは、「生活不活発病モデル」（図2）です。これは生活不活発病そのもの、あるいは各種の慢性疾患に生活不活発病が加わったことによって、全体としてはなだらかに、徐々に生活動作が低下していくものです。しかしよくみると、本当になだらかなのではなく、いろいろなことを契機として急激に低下する時期と、低下のない、あるいはゆるやかに低下する時期とがあり、「階段状の経過」をたどります。階段状に低下を示すきっかけはこれから示していきます。

なお二つの図での細い上向きの矢印と上の曲線は、適切なはたらきかけ（生活の活発化、リハビリテーション、「よくする」介護など）をすれば、いったん低下した生活動作を回復させ、よりよい経過にすることができることを示しています。

この二つのモデルを明らかにした私たちの研究では、介護保険の要介護認定を受けた人のうち、介護が必要になった理由（生活動作低下の起こり方）として、「脳卒中モデル」よりも「生活不活発病モデル」の方がむしろ多かったのです。

脳卒中モデルの中にも生活不活発病が

この二つのモデルは、私も委員として参加した厚労省老健局「高齢者リハビリテーション研究会」（二〇〇四年）でとりあげられました。特に「生活不活発病モデル」は、これまで「低下は仕方がない」とされていたものを、改善すべき対象として位置づけ、その意義を強調したものであり、その後、介護予防の対象として重視されるに至りました。

一方、従来からよく知られていた「脳卒中モデル」についても、このように「生活不活発病モデル」を独立のモデルとして認識する立場から改めて見直してみると、実は急激に起こる「発症」の前に、既に「生活不活発病モデル」としての生活動作の低下を起こしていた場合が少なくないことがわかりました。さらに発症後、リハビリテーション（急性期リハビリテーション及び集中的リハビリテーション）を受け、一定の回復を見せた後は、事実上「生活不活発病モデル」に移行することもわかってきました（具体例を第4章で紹介します）。図3ではこれを点線で囲んで示しています。以上は私達の研究によって実証的に確認されています（Okawa Y, Nakamura S, Kudo M, Ueda S: An evidence-based construction of the models of decline of functioning: Part 1: two major models of decline of functioning. Int J Rehabil Res. 2009 Sep;32:189-192.）。

第１章　本人と家族の積極的取り組みを

1．デイケアに行っているのに……

退院後に具合が悪くなった女性

プロローグでお話しした吉岡さんのかつての職場の同僚で、退職後も交流のあった工藤さん（仮名）ご夫婦についてご紹介します。工藤さんご夫婦も二人暮らしです。

工藤さんの奥さん（七十八歳）は、イレウス（腸ねん転）を起こして入院し、手術を受けました。発熱などもあったため、約一ヵ月入院して自宅に帰りました。

入院中はベッドで寝ているか、ベッド脇のいすに座っているかがほとんどだったそうです。歩くのは病室のトイレまで手すり伝いに行くときだけで、病院内の移動は、車いすを押してもらっていました。自宅マンションに帰ってみると、手放しでは歩けず、家具や壁に手をついて歩くのがやっとという状態になっていました。

工藤さんは病院で、デイケアに行って歩行訓練などをすることをすすめられていたので、介護保険の要介護認定を受けて、デイケアに通いはじめました。

しかし、デイケアに通いはじめて一ヵ月がたっても、状態は良くならず、むしろますます歩行が不安定になっていくようでした。それだけではなく、洋服の脱ぎ着や入浴などで、工藤さんが手伝うことも増えてきました。

ちょうどその頃、工藤さんは吉岡さんの見舞いに行きました。吉岡さんが退院して一ヵ月ほどした頃と比べて、急に元気になっているのに驚いて、「吉岡さんはよくなったけど、うちの家内はどんどん悪くなっていくんだよ」とぼやいたのです。

二人で詳しい話をしているうちに、吉岡さんは「まるで自分と同じ生活不活発病じゃないか？　それがどんどん進んでいるんじゃないのか？」と思い工藤さんに伝えました。それを聞いた工藤さんは、吉岡さんがはじめて聞いた時と同様、「そんな病気があるのか？」と聞き返しました。そして吉岡さんから詳しい経過を聞いて、肺炎で入院する前に既に生活不活発病になっていたことも含めて知ったのです。

さらに吉岡さんの奥さんも加わって、「あのまま知らないでいたら、『寝たきり』になっていたかもしれないのですから」と、必死に説得しました。工藤さんは正直、少々おせっかいだなあとも思いましたが、「奥さんがまた元気になってくれるのならうれしい」

とも思い、耳を傾けました。

すると、たしかに生活不活発病の可能性が高い気がしてきたのです。医師からは、「手術の経過も順調」で、「血圧と高脂血症のコントロールも良好」と言われていました。何か他の病気のために歩くのが難しくなっているのではないと思えてきたのです。

なんでもやってあげるよい旦那？

ただ、工藤さんは、「（吉岡さんと違って）家内は、ちゃんとデイケアに行っているのに……」と少々腑に落ちませんでした。しかし話していて気がついたのは、「デイケアにおまかせしていれば大丈夫だと、安心していたのがよくなかったのかも？」ということでした。また、「一日の生活全体で、どのくらい動いているかが大事なのだ」と吉岡さんから言われたことを考えると、一番長い時間を過ごしている自宅での生活の仕方には気を配っていなかったことに気づいたのでした。

奥さんが家でどう過ごしているのか振り返ってみると、日中はほとんどソファに座っていました。「体が弱ったのだから」と工藤さんがいろいろやってあげていたからです。食事の世話も、お茶をいれることも、血圧測定や薬を用意するのも工藤さんがやってあげていました。手術前にはしていなかったことです。

「奥さん、嬉しいだろうね」と吉岡さんは言うのですが、吉岡さんの奥さんは「でも、これからもズーッとそうかと思うと辛いかもね。家事がやれないと、私は何の役に立っているのかと思うかも……」と言いました。この言葉に工藤さんはぎくりとしました。それまでは「やってあげることはよいことで、なかなかいい旦那じゃないか」と自分では思っていたのです。

そこで二つのことを考えました。一つは、何でもやってあげるのではなく、まずは手伝いながら一緒にやろうということです。

デイケアでできること、家でできること

もう一つは、デイケアの人に相談することです。

奥さんに聞くと、「デイケアではよくしてもらっているし、歩く訓練もしている」とのことでした。

もう少し詳しく聞いてみると、訓練室の中で担当の人がそばについて歩く練習をしたり、一人で平行棒の中を歩く練習もし、みんなで体操もしているそうです。ただその時

間は長くなく、車いすに座って手芸をしたり、お話をしたりしている時間の方がずっと長いということでした。

デイケアで「生活不活発病ではないでしょうか」と聞いてみると、「それもありますね」とあっさりと言われました。「だから、デイケアにいる間は車いすで座ってもらっているし、体操をしたり、歩く練習をしていますよ」と説明されたのです。

どうやら「車いすで座っている」というのは「寝かせているわけではない」(だからよいことをしている)ということのようです。「家ではどうにか歩いているんですが」というと、「デイケアは広いので、歩いて転ぶと危ないですから」という答えがかえってきました。

工藤さんは生活不活発病を改善するために、もっとデイケアでやってもらえることはないかと具体的に考えてみることにしました。ただ「生活不活発病を改善してください」というだけでは、気まずくなって、奥さんにマイナスになるかもしれないと思ったからです。

そこでまず、手術前の元気な時の奥さんの一日の暮らし方を、書いてみました。家の中では掃除や洗濯や食事の用意などがあります。食材や日用品を買いに近くの商店に行くほか、バスや電車を使ってデパートへショッピングに行くこともあります。「たった三ヵ月前の家内の生活はこんなに活発だったんです」と伝えたかったのです。

次に、現在の家での状態を伝えようと考えました。しかしその前に、吉岡さんと話し合って反省したことを活かそうと思いました。「なんでもしてあげるのではなく、一緒にやるようにする」ということに少し挑戦してからにしよう、と思いました。

できることから始めていく

まずは「吉岡さんは最初は一日に何度も家の中を歩くようにして、だんだん外も歩くようにしたそうだ。うちでも、一緒にもっと家の中で動いたり、外に出てみないか」と奥さんにすすめました。そして、少しずつ、家の中を一緒に歩く回数を増やしていくことにしました。

次に家事です。吉岡さんの奥さんの「家事がやれないと、辛いかもねぇ」という言葉が気になっていたのです。

退院してからこれまでは、奥さんには家事をさせず、食事も工藤さんが作っていました。といっても、ご飯を炊くだけで、おかずは配食サービスを利用したり、コンビニやスーパーの総菜売り場で買ってきたものを食べていました。

しかし、奥さんにできる家事もあるかもしれません。それはやってもらおう、と考え、「できる家事は一緒にやろう」と誘いました。

料理の仕方も教えてほしいと頼むと、「私がやるわ」と奥さんがやり始めたので、工藤さんはそばについて見ていました。「買ってきたおかずにちょっと手を加えただけでもおいしいから」と少しずつ料理を始め、「ご飯を炊くのも私がやるから」と奥さんが言いだしたのです。ただ、立っているとすぐ疲れるようなので、疲れたらすぐに休めるように、調理台の近くにスツール（背なしの腰掛け）を置くことにしました。奥さんがなるべく途中で休みをとりやすいようにしたり、疲れたら、「やり方を教えてくれ」と工藤さんが代わるようにもしました。

このようにいろいろと工夫しているうちに、工藤さん自身も楽しくなってきました。料理だけでなく、洗濯や掃除も、奥さんのアドバイスをうけていろいろと試すようにしました。奥さんも最初は「そこまでしなくても……」などと遠慮していたのですが、一緒に知恵を出していくのが楽しくなってきたようです。このようにして、工藤さん夫妻は自然と体を動かすことが増えていきました。

たった数日で、奥さんの状態が着実によくなっていくのがわかるので、夫婦ともに「はげみ」にもなり、自信もついてきました。奥さんは自分の役目ができたこともうれしく思いました。それまでなんでも代わりにやってくれるご主人に申し訳なく、これが続くのかと思うと憂鬱になっていたのです。まさに吉岡夫人が言った通りでした。

専門家と手を携えて

このように、工夫した内容と、どのようにしてできるようになったかを、家の中の歩行や調理の他、洋服の脱ぎ着（立っての脱ぎ着が難しくなっていました）、入浴などの生活動作ごとに書きました。それには、

①「いつも」は、このようなやり方でしている、ここが難しくてしていない
②「がんばれば」ここまでできる、「工夫したら」ここまでできる
③本人や家族が工夫していること
④これがもう少しうまくなればよいという希望

の四点から整理しました。

そしてそれを、「またこういう生活に戻りたい。できればこれ以上に充実した生活をしたい」という意味をこめて、病気になる前の生活の状態を書いたものと一緒にデイケアの人に渡したのです。

実はこのような整理のしかたは、私が吉岡さんの家に二回目にうかがう前に、何ができるようになったか、何が不自由で困っているか、を私の友人に書き上げてもらった時のやり方でした。工藤さんはそれを吉岡さんからコピーしてもらって、まとめ方の参考にしたのです。

ただ、工藤さんの奥さんは、これを渡すことに初めはあまり賛成ではありませんでした。「差し出がましいのではないか」「職員の気分を損ねるのでは」と心配したのです。

しかしじっさいにデイケアの人に手渡すと、彼らは大変喜んでくれました。「私たちも本当はご自宅での様子をよく知りたいので、助かります」「おうちでこんなことができるのなら、デイケアでもいろいろためしてみましょう」と言われて、工藤さん夫婦はホッとしました。

それからデイケアでは、「ご本人はまず日々の調理が一人でできるようになりたいとのことなので」と、調理の練習やお茶の準備も職員と一緒に行うことになりました。入浴も、それまでは介護してもらっていましたが、自宅で難しい動作をどうしたら上手にできるかを一緒に工夫することになりました。

歩く練習も、日中をすごす場所で、杖をついて歩けることを目標としたものに変えました。一週間理学療法士が一緒に、練習をしてくれた後、介護職員が一緒に歩くことになり、だんだん安定して歩けるようになったのです。

デイケアを無事卒業

これと並行して、自宅では掃除や洗濯等、家事の種類を増やしていきました。

そのうち、杖をついて、工藤さんと一緒に散歩するようになりました。少しがんばりすぎて奥さんが疲れてしまったような時は歩く距離を減らしたり、途中で休めるようなベンチのあるコースを選びました。そのほかにも、できることを増やせるように一緒に工夫していき、工夫した内容は、デイケアの人に伝えていきました。

こうして元通りに家事ができるようになり、杖をついて一人で屋外を歩いたり、買い物にも行けるようになったのです。

やがてデイケアに行かなくてよいことになり、「無事卒業ね」とデイケアの職員も喜んでくれました。「ご主人の努力ですね」と言われましたが、工藤さんは自分たちの工夫を、デイケアで生かしてもらえたことを大変うれしく感じ、感謝しました。

それまでそのデイケアでは、状態がよくなって通わなくなった人はほとんどいなかったそうです。効果的なことができたと、デイケアの人たちもとても喜んでくれました。

このデイケアでは、このあと、デイケアにいる時間の過ごし方だけでなく、「ご自宅での生活をもっと活発な、もっと充実したものにする」ことを目標として、自宅での生活の状況を定期的に詳しく聞くなどのはたらきかけを行うようになったそうです。

2. 本人と専門家が一緒に工夫することが大事

自己決定の時代が始まっている

「すこし話がうますぎるのでは？」と感じられるかもしれません。しかし、今は医療でも介護でも「自己決定権の尊重」、また「患者本位」「利用者本位」のサービスが強調されるようになった時代です。

専門家の側も、ご本人やご家族の話をよく聞き、尊重しなければならないという気持ちをもつようになっています。ただ、その上手なやり方がまだよく分からない、慣れていない、という過渡期の状態といえます。

ですから、工藤さんの場合のように、具体的な情報や希望が伝えられれば、専門家の側も大歓迎のはずです。

工藤さんの場合、デイケアでは工藤さんの希望によく応えていろいろとやってくれました。それは一つには、工藤さんの相談の仕方もよかったからです。よかった点は、

①紙に書いて渡したこと

②現状について、自宅での一日全体の暮らし方を伝えたこと

③一つひとつの生活動作ごとに、「実際にこうしていること」だけでなく、「がんばればできること」、また「ここを工夫したらできること」を分けて書いていること

④以前の生活の仕方を、一日全体の暮らし方として伝えたこと

⑤「どういう生活を送りたいか」という希望を書いたこと

①の紙に書いて渡すことですが、書いて渡すなんて、理屈っぽいと思われないかなどと危惧する必要はありません。デイケアや医療機関など専門家にうまく伝えたいと思ったら紙に書くことをおすすめします。

書いてあると、多くの人が見ることができるので、正確に本人と家族の状態や意向が伝わります。現在は介護も医療も多くの人が関与するチームワークで行われますから、口頭で話しただけではそれ以外の人に正しく伝わらないおそれがあります。

専門家も忙しいですから、書面できちんと整理して提供された情報や希望は非常に貴重です。

ご本人やご家族の立場から考えてみても、②〜④について書くことによって、ご自分や家族ご自身で事態を正確に把握し、問題点や希望する点の整理ができます。書くことで、本当に知りたいこと、相談したいことがはっきりとしてくるのです。

「している活動」と「できる活動」

専門家への希望の出し方の③にあげた、「実際にこうしている」と「このように（工夫をしたら、あるいはがんばれば）できる」の区別は大事なことなので、簡単に説明します。

これは生活動作の、A．「実行状況」（「している活動」：実生活で実行しているやり方）と、B．「能力」（「できる活動」：工夫したり、がんばればできるやり方）の違いです。これは第10章で述べるＩＣＦ（国際生活機能分類）での大事な概念です。

同じ生活動作でも、このAとBの間には大きな差があることが普通です。そして、この二つの間の差と、その差がどこから生じたかを考えることで、生活動作をどのようにしたらよくできるか、またどこまでよくできるかを、専門家が見極めるための大きなヒントとなります。これは次節で述べる「よくする介護」のポイントでもあります。

ですから専門家に伝えるときは、特に「できる活動」については「がんばればできます」というように、また「している活動」については、「いつもしているわけではないのですが」とか「まだ一人では無理なのですが」などと、実生活でどこをどのように「実行」はしていないのかはっきりと伝わるようにしてください。

残念なことに、現状では専門家の中にもこの二つの区別の大事さの認識に「温度差」があります。それだけにご本人が注意して、この二つをはっきり区別して伝えることが重要なのです。

なお、この点は拙著『新しいリハビリテーション』の第3章「している活動」と「できる活動」に詳しく書いているのでご参照ください。

「充実した生活」はオーダーメイド

プロローグで生活不活発病予防・改善の一番の基本は、「充実した活発な生活を送ることで、自然と体や頭を使っている状態を作ること」とお話ししました。

それは、これが一番無理なく長続きするやりかたで、しかも健康面だけでなく、「生きがい」づくりに直結することだからです。

このような「充実した生活」の具体的なあり方は、一人ひとり大きく違って、ご本人が一番よくわかるものです。過去の経歴や経験、個人的な好みや趣味、価値観や思想・信条・信仰、家族や友人の違い、属する地域社会など、人が「生きる」姿は千差万別だからです。

ですから、他の人には、たとえどんな専門家であっても、「この人には、こういう生活が一番充実した、『生きがい』のある、よい生活だ」などと決めることはできません。

やはりまずご本人が、「自分はこういう生活をしたい」という希望を出し、そして自分でも工夫することが大事です。

ただし「できるはずがない」とあきらめて、希望を出さないでしまうことも少なくないと思います。ですが工藤さんがしたように、まず自分で考えて整理してみると、可能性が見えてくることも多いのです。

もちろん、「本人の工夫・努力だけでやりなさい」といっているのではありません。専門家に相談することも大事です。

ただ、ここでも、ふつうの病気とはすこし違ったやりかたが必要になります。

それは、「専門家に『治してもらう』のではなく、本人や家族の工夫や努力がよりよい方向に向かうように、相談にのってもらう」ということです。

3.「補完的介護」から「よくする介護」へ

介護が必要＝生活不活発病のおそれ

ここでお話ししたデイケアは介護保険サービスの代表的なものの一つです。ここでは、介護全般について考えてみましょう。

そもそも「介護が必要」とはどのような状態でしょうか。「介護が必要」な状態とはさまざまな生活動作に難しさがあることです。

そしてもちろん、生活動作が難しければ、生活は不活発になりがちです。ですから、活発に動く認知症の人などごく一部の人をのぞけば、介護の必要な人のほとんどすべてに生活不活発病が生じていると考えてください。

ここで適切な手をうたなければ、生活不活発病の悪循環が起こり、不自由さは増していきます。介護はますます必要になり、やがては寝たきりにもつながります（第5章参照）。

ですから介護では、生活不活発病の改善と予防を常に考える必要があるのです。

最良の介護とは「よくする介護」：目標指向的介護

ここで、「最良の介護」とはどういうものかを考えてみましょう。それは、一言で言えば、「手助けするだけの介護（補完的介護）」ではなく、「よくする介護」ということです。このような方向で今、介護は大きく変わろうとしています。

介護で「よくする」というのは、体操や訓練で機能障害をよくすることではありません。

介護を通して直接に生活動作にはたらきかけて、その実生活での実行状況、すなわち「している活動」を向上させることです。

介護の専門職は「『している活動』の専門家」であり、その専門性は、適切な介護によって、不自由な生活動作そのものを向上させる技術と思想にあります。生活動作が向上することで、生活全体を活発にし、生活不活発病を改善することができます。さらに、生活動作が上手にできるようになると、社会や家庭での役割や楽しみなどの社会参加の状態をもよくすることができ、それによって生活不活発病改善の良循環へとスイッチを切り替えることができるのです。

そうではなく、逆に生活動作の不自由なことを「手伝って補ってあげる介護」、すなわち「補完的介護」だけでは、本人が生活動作を行うことがますます少なくなり、生活をますます不活発にし、生活不活発病の悪循環をいっそう強めることになりかねません。

「よくする」ためには、現時点の不自由さだけを考えるのではなく、将来の生活・人生について具体的な「目標」をたて、その実現に向けてはたらきかけを行うことが大事です。家族による介護の場合も基本的には同じですが、特に介護の専門職が行う、専門的技術としての介護ではこの点が重要です。私はこれを「目標指向的介護」と呼んで体系化してきました。詳しくは拙著をご覧いただければ幸いです（『「よくする介護」を実践するためのICFの理解と活用——目標指向的介護に立って』、中央法規出版、二〇〇九年。『目標指向的介護の理論と実際——本当のリハビリテーションとともに築く介護』、中央法規出版、二〇〇〇年）。

第2章　外の世界とのかかわり

1．住みなれたコミュニティから離れて

息子の家に同居して

村岡さん（仮名）は七十五歳の女性です。五年前にご主人に先立たれ、地方の田園的な町の住みなれた家で、一人で暮らしていました。草花の世話をしたり、野菜を作ったりしながら、気楽に過ごしていました。

あるとき東京近郊の住宅地に住む息子から、一人娘が大学に進学して下宿したのを機会に、「一緒に住まないか」と誘われました。一人の方が気楽だとも思ったのですが、「病気になったらどうするの」などと言われ、息子夫婦と同居することにしました。

息子の嫁は専業主婦で、村岡さんは自分の部屋の掃除や自分の小物の洗濯の他は、することがありませんでした。日中はほとんどテレビを見て過ごしていましたが、田舎と比べてチャンネル数も多く退屈を感じません。

そうこうしているうちに、たまに近所に買い物に出たり、郵便を出しに外に出ると、何となく歩きにくいと感じるようになってきたのです。スピードが出ず、疲れやすく、つまずきやすく、外に出るのがこわいとまで感じるようになってきました。ただ座ってテレビを見ているだけでも疲れたり、昼間から横になりたくなったり、日常の生活でも村岡さんは体力が衰えたなと感じていました。

息子も、週末に一緒に食事に出た時に、村岡さんの体が何となく弱ってきたように感じていたそうです。そして、田舎では外出が好きだった母親が最近はほとんど外出していないことに思い当たりました。心配した息子が、「お母さん、出かけるのが好きだったじゃない。ちっとも出かけないようだけど、たまには出かけたら?」と聞いたものだから、村岡さんはつい、「なんだか足が悪いのよ、すぐ疲れちゃうみたいだし……」と答えてしまいました。

でもそのときに本当に言いたかったことは、「だってどこにも行くところがないのよ」でした。さらにいえば「何もすることがないのよ」とも……。

外の世界とのかかわりの減少

東京近郊で息子と同居するようになって、村岡さんの生活に起こった最大の変化は、「外に出ても行くところがない」ということでした。外ですることがないのです。「はりあいがない」「田舎の生活のほうがよかった」とも思います。しかし、こう体が弱ってからでは、田舎に帰っての一人暮らしもうまくいかないだろうし、よくしてくれる嫁にも悪いしと思うと何も言い出せませんでした。

それまでは近所に友達がいて、手芸や卓球やコーラスなどの趣味を通していろいろな付き合いがありました。買い物や日常生活のことを含めればほとんど毎日外に出る機会があったのですが、突然それが全部なくなって、まるで「引きこもり」のような状態になりました。つまり、「外の世界とのかかわり」が、ほとんどなくなったのです。

環境の大きな変化、つまり友人や仲間を含めた住みなれたコミュニティ（地域社会）を離れて、家族以外には知る人のいない、別のコミュニティに移ったことで、外の世界にかかわるきっかけを失ったのです。

こうして「することがない」、だから「動かない」ということになり、「生活の不活発化」が起こってしまいました。村岡さんはそういう状態のまま二、三ヵ月過ごしただけで、速く歩くのが難しくなり、ますます外に出なくなり、家にいても疲れやすくなったのです。

まさに生活の場の変化が原因で起こった生活不活発病でした。

慣れない生活はこわい

実は村岡さんは、はじめのころには何回か、電車で都心のデパートや住宅地の中心のスーパーに行ってみました。しかし、買い物の時に聞き返されることが多いので、「『なまり』があるのかも」と思って、何となく気おくれしてしまったそうです。

田舎では利用していなかった電車も、アナウンスが早口で聞き取りにくく、駅のエスカレーターも、すっとうまく乗れないので、こわく感じていました。さらに、東京は人が多く、みんな早足です。駅などでは周りの人にどんどん追い越されるし、ぶつかりそうになることもたくさんあります。まるで邪魔者になっているようで、肩身が狭く感じました。

以前は散歩もよくしていましたが、息子の家の付近だと、すれちがう人は知らない人ばかりで、どう見られているかといったことが気になってしまいます。そうして外に出るのをおっくうに感じ、ついつい散歩もあまりしなくなっていました。

こういうことの一つひとつはささいなことかもしれません。慣れてしまえば何でもないことですが、外出をおっくうにさせるなど生活に影響を与えるものです。

2．歩くことは多くの身体と精神の機能を使う

杖だっておしゃれなら

こうしているうちに、夏休みになり、孫娘が帰省してくることになりました。村岡さんはまだ大学入学のお祝いをしていなかったことに気づき、久しぶりに念を入れた刺繍《ししゅう》をして、しゃれたハンカチを作って孫娘に贈りました。

村岡さんはもともと手芸が趣味で、知り合いの人のお祝いや記念に何かを作ってはプレゼントして喜ぶ顔を見るのを楽しみにしていました。しかし転居してからはそういう付き合いがなくなったので、手芸から遠ざかっていたのです。

すてきなお祝いをもらって大喜びしていた孫が、おばあちゃんにお返しをしたいと、デパートで買ってきたのが、何と杖でした。その杖は、今まで村岡さんが抱いていたイメージとはかなり違う、軽い、ワインレッド色のおしゃれなものでした。

実は孫娘は、村岡さんがうまく歩けなくなっているようだと両親が心配しているのを知っていました。でも杖はつきたくないだろうという話も聞いていました。孫娘も木の杖を「カッコ悪い」と思っていましたが、ネットで調べてみたら、とてもおしゃれな杖があったので、父親に相談してプレゼントしたのでした。

村岡さん自身も同じように杖なんて格好が悪いと思っていました。でもこんなしゃれた杖ならばと、使ってみることにしました。転ばぬ先の杖ともいいますし、何よりかわいい孫のプレゼントでしたから。

孫娘にショッピングに誘われて、久しぶりに精一杯おしゃれをして、都心のデパートに行きました。確かに杖があれば歩きやすく、孫と一緒ならばエスカレーターもこわくありません。ウィンドウショッピングを楽しんで、お茶をのんで、久しぶりに充実した気分を味わいました。

こうして杖を使うようになってからは、村岡さんはためらうことなく遠くまで歩くようになったのです。

転機——趣味の仲間ができた

杖を貰ってから夏休みの間に、三回孫娘と外出をしました。また早朝に一緒に近くを散歩することにもしました。これも孫娘からの誘いでした。

以前、村岡さんには卓球という趣味がありました。そこで孫娘が友人のおばあさんで、卓球が趣味の人を紹介してくれ、そのグループに入ることにしました。「市報」で卓球同好会のお知らせを目にしていたものの、新しい人づき合いをする気になれなかったのです。ところが孫の「つて」のおかげで、安心してグループに加わることができました。

だんだんとグループにも溶けこんでいくと、卓球の後のお茶という新たな楽しみもできました。そこで知り合った人のつてで、さらに刺繍の会にも行くようになりました。

こうして卓球のサークルや刺繍の材料買いを兼ねたウィンドウショッピングなど、なんやかんやで週に一、二回は電車で外出するようになりました。

よく歩くようになると杖も上手に使えるようになり、それほど頼らなくてもうまく歩けるようになりました。それだけではなく、歩くスピードも田舎にいた時よりも速いぐらいになりました。疲れを感じることも少なくなり、やっと東京の生活に溶けこんだと感じられたそうです。

歩くことが生み出すもの

村岡さんは外を歩く機会が増えて、生活不活発病が改善してきました。

「外の世界とのかかわり」が生活の活発さに大きく影響することの理由のひとつは、「歩く」ことにあります。つまり、「外の世界にかかわる」ということは、ふつう「外に出て行く」ことであり、「外を歩く」機会を増やすことは自然に体や頭をはたらかせる機会を増やすことにつながるからです。

外を歩くことは、単に足の筋肉を使うだけではありません。

歩くという生活動作は手や胴体（頸から腰まで）などの全身の筋肉を使います。

また、筋肉がはたらくには酸素が必要ですから、心臓は、静かにしている時よりもずっと多くの酸素を含んだ血液を全身に送り出します。そのために肺も盛んにはたらきます。胃腸や肝臓などの消化器さえ、筋肉がはたらく時に消費する栄養のバックアップにはたらいています。

さらに精神的な機能も必要です。足もとや周囲に注意を払い、凸凹に合わせて足の動かし方を変え、障害物があれば避けるなど歩き方を調整しなければなりません。また、人が後ろからくる気配や自動車が近づく音に気を配り、よけるかどうか判断する必要があります。人や街路樹にぶつからないように気を配るのも当然です。迷わずに目的地にむだなく到達するためには方向感覚(地誌的認知の機能)も必要になってきます。

さらに歩くときは、自然に周囲の景色や町並みの変化が目に入りますから、多くの精神的な刺激を受けることになります。

このように「外を歩く」ことは、身体のはたらきや精神のはたらきを総合的に使うことですから、心身の両面でいい刺激となり、心身機能を活発にするのです。

「歩く」ことに加えて、「外の世界とのかかわり」、つまり集まりへの参加や買い物などをするようになると、生活動作そのものの種類がいっそう多彩になります。買い物のためには商品に手を伸ばしたり、金額の計算や店員さんとの会話で頭を使ったりします。趣味などの集まりなら、さらに趣味に関係するさまざまな生活動作を行うことになります。こうして、ますます多くの種類の生活動作を行い、心身機能も活発に使うことになるわけです。

このように、「外の世界とのかかわり」のために「外出する」ことは、特別に「訓練」のように努力して行うことではなく、楽しみながら行えて、生活が充実するとともに活発化して、生活不活発病を予防し改善できるという、大きな利点をもっているのです。

3. 外の世界とのかかわりが大事

「外の世界とのかかわり」の低下予防を

よく外に出るようになったら「度胸」がついたのか、村岡さんは、孫娘が下宿に戻った後も、一人で気兼ねなく家の近所の散歩に出られるようになりました。孫娘と一緒の散歩であいさつをかわす人もできました。

また刺繡の会で、同年輩の女性の知り合いができました。たまたま近くに住んでいたので、刺繡の会以外の時も行き来をするようになりました。一緒に買い物に行ったり、お互いの家をたずねて、お茶をのみながら世間話をしたり、作りかけの刺繍を見せて感想を聞いたりする気楽な付き合いがうまれたのです。同年輩で気がおけない、何でも話せる友達ができるというのはとても大切なことです。おかげで近所のことをいろいろ教えてもらったり、付き合いも広がっていきました。

村岡さんは孫娘のおかげで、以前とは別なかたちでの「外の世界とのかかわり」のきっかけをつかみ、生活不活発病から抜け出ることができました。「村岡さんは、いいお孫さんをもって幸せだった」といってもいいと思います。

しかし、大事なのは、最初からこういうことを考えて、「外の世界とのかかわり」が低下しないように手を打つことです。

外に出なさい!?

これからますます高齢化していく日本では、転居や同居をしてコミュニティを移ったり、定年退職で出かけていく場を失ったりする人が多くなっていきます。せっかくめでたく長生きしたのに、「外の世界とのかかわり」がなくなり、「すること」がなくなり、その結果生活不活発病におちいって、充実感を失うなんて、もったいないことです。

このような「外の世界とのかかわり」の減少による生活不活発病は、原因がはっきりしています。たとえ転居・同居・定年退職などがあっても、これまでとは違うやりかたで活発な「外の世界とのかかわり」が続けられるようにすれば、予防できます。

ここで、外出は生活を活発にするのによいことだからと、そのまま「外に出なさい！」と言いたくなるかも知れません。しかし、私どものこれまでの研究で、外に出ない理由で最も多いのは「外ですることがない」ことでした。村岡さんの場合も、外ですることができたから外出するようになりました。ですからただ「外に出るように」と言うのではなく、外に、楽しみや、やってみたいと思う具体的なことをみつけることが大事です。

どうすればそれができるかを、この本全体を通じて、一緒に考えていきたいと思います。

第3章　日常生活の中で

1. 家事で毎日の生活が活発になる

家の中での生活も活発に

前章で紹介した村岡さんは、孫娘が贈ってくれた杖のおかげで安心して外を歩けるようになりました。また散歩や趣味を通して新しい友達もでき、外出の機会が増えて生活不活発病が改善し、元気を取り戻したのです。

前章では「外の世界とのかかわり」について紹介しましたが、この章では家の中に注目してみようと思います。実は村岡さんは、家の中でもちょっとしたきっかけから「生活が活発」になって、「良循環」をつくることができました。それは、本当にちょっとしたでき事が発端でした。

ある日、お嫁さんが、法事で実家に二日ほど帰省することになりました。これまでは、子育てや受験に忙しかったので、なかなか実家に泊まりがけで帰る機会がありませんでした。

留守の間の家事をどうするかと案じるお嫁さんに、村岡さんは「せっかく私がいるんだから、たまにはゆっくりしてきなさいよ。家のことは心配しなくていいから」とすすめました。実はこのとき、久しぶりに家事ができる、腕が鳴るとも思っていたのです。

そして、お嫁さんが実家に行っている間に、料理も洗濯も掃除もきちんとできたので「やった！」という達成感を味わえました。

それまでも家事を手伝いたいと思っていたものの、嫁の領域に侵入するようで遠慮していたのです。でもこのことがきっかけで、その後は少しずつ家事を手伝うようになりました。

家事も「生きがい」

ちょうどその頃、お嫁さんは、昔やっていたお花のお稽古事の仲間とばったり会い、「またお稽古を始めない？　お子さんの受験も終わったんでしょう？」と誘われていました。たしかに娘の受験生生活が終わってみると、前よりは心の余裕が出てきた反面、生活に緊張感がなくなって、何となく物足りなさを感じていたそうです。

早速ご主人（村岡さんの息子）に相談すると、ご主人はしばらく考えた後、村岡さんに「お母さんはどう思う？」と聞きました。「私は大賛成よ。まだ若いんだから、何でもやらなきゃ」と村岡さんは答えたのです。

こうして週一回のお稽古の日は村岡さんが家事を担当することになりました。村岡さんにしてみれば、自分が卓球や刺繡の会に行って「遊んで」いるのですから、お嫁さんにも楽しみをもってもらったほうが「バランスがとれる」感じです。それに家事を定期的に担当することは、二、三日前から献立を考え、そのために朝のうちに買い物に行くといった刺激があり、村岡さんにとって結構楽しいことでした。

そのうちまた別の友達から、お嫁さんは、週二回のパート（スーパーのレジ）をやらないかと声をかけられました。それにも村岡さんは賛成しました。

こうしていつの間にか、村岡さんの毎日は家事や趣味でだんだんと忙しくなってきました。料理・洗濯・掃除だけでなく、庭の草木の水遣りや手入れも少しずつ引き受けるようになりました。いわば、「準主婦」に復帰したようなもので、家庭の中で、はっきりとした「役割」をもっていると感じられるようになったのです。

面白いことに、このように定期的に料理をするようになって気づいた（むしろ驚いた）

のは、料理からしばらく離れていただけで、だしのとり方といった、基本的な味付けのしかたまで「忘れて」いたことです。定期的に料理をするようになってカンが戻ってきました。息子に「やっと『おふくろの味』が戻ってきたね」と言われて驚いたのです。実はお嫁さんが実家の法事に行った際に作った料理に、息子は味が変わったと思っていたそうです。毎日していないと、こういう「基本の基本」まで忘れてしまうのか、とおそろしく感じたとおっしゃっていました。

とにかく、こうして村岡さんには、外出しない日にも「やりがい」が出てきました。忙しくて「疲れる暇がない」という感じで、ますます元気になったようです。息子夫婦も一安心です。

お嫁さんの生活も活発化

村岡さんだけでなく、お嫁さんにとっても、働いたり趣味の会に行ったりという生活はとてもやりがいのあるものでした。趣味のための月謝で使う以上のものを家計に貢献しているし、ストレスは外で発散できます。お嫁さんも前より生き生きとなったようです。

実はお嫁さんは同居を始めた時に、村岡さんにも家事をしてもらおうかとも思っていたそうです。娘が大学に入学して下宿したのでパートや趣味のお花を始めたいと考えていたのですが、「お姑さんに家事をさせて、嫁が出歩いて」と周囲から思われてしまうのではないかと思って、自分だけで家事を続けていたのです。

しかし、家の仕事を何もしないことは村岡さんにとってもマイナスでした。法事をきっかけに、村岡さんにも家事をしてもらうことが、家族みんなにとってプラスになると分かったので、吹っ切れたのです。

本当の「よい嫁」とは？

実はお嫁さんは、実家に帰った時、二人暮らしの両親には「自分のことは何でもしてあちこち動き回っているから元気なのよ。どんどん楽しんで、動いてよ」と言っていました。

お姑さんには実の親に言ったのとは違ったことをしていたのは、周囲の目が気になったのと、お姑さんにやってもらうことへの遠慮があったのです。また自分の領域に侵入されてしまうような気持ちがあったことも否めません。

もう一つ吹っ切れた理由がありました。それは、新聞で読んだ生活不活発病の記事です。そこには動かないと全身の機能が落ちてくること、そして「寝たきり」にもつながるとありました。その予防や改善は特別な運動をすることではなく一日の生活の中で役割や楽しみを持つことが大事だと書いてあったのです。まさに村岡さんの状態がそうではないかと思い当たったそうです。

それまでお嫁さんは、「よい嫁」としてはお姑さんに家事などをさせてはいけないと思っていたのですが、実はそれがかえって「悪い嫁」になってしまうところだったと反省しました。

それ以来、彼女は周りの人に家族のことを聞かれたりした時に、さりげなくこのことを話すようにして、自分のことも理解してもらうようにしました。すると、「そうよね、お姑さんにやってもらうことはお姑さんの健康づくりになるし、生きがいづくりにもなるのよね」と同意してもらえることが多かったそうです。

その一方で「でもやはり周囲の目が気になる」という声も多くあります。これも社会全体の常識を変える必要があることではないでしょうか。「生活不活発病予防のため」というキーワードを理解してもらい、お姑さんに家事など役割を持ってもらうことが

「よい嫁」になることもあると社会が思うようになればと思います。

2．家の中でも、家の外でも「すること」を

身近で効果的な活動

家事は外を歩くことに比べれば活動量が少ないように思われるかもしれませんが、実はそうではありません。まず、ほとんどの家事は立ってするものです。たとえば炊事は、下ごしらえと料理、それに食後の皿洗いまで加えれば、一日三回、各一時間前後ずつ、立って過ごすことになります。もちろんただ立っているだけではなく手を使い、冷蔵庫や棚の食材や食器等を取り出す時にはしゃがむこともあり、狭い台所の中とはいえしょっちゅう動きまわって過ごすものです。さらに、重い鍋・釜を持ち上げて動かしたり、ブラシで洗ったりするのは結構な活動量になります。また台所からダイニング・ルームに料理を運んだりもします。

洗濯は、洗うこと、すすぐこと、脱水することは機械がやってくれますから楽なように見えるかもしれません。しかし最後の「干すこと」が結構大変なのです。洗濯機のところから、水を吸って重くなった洗濯物を物干し場まで運ぶこと、種類にあわせて一つひとつ干していくことは、かなり細かいそして結構力のいる仕事です。たとえば、脳卒中などで体が不自由になった主婦の方のリハビリテーションで、「主婦業」への復帰のために最も難しく、工夫が必要なものの一つがこの「洗濯物を干すこと」です。立った姿勢で、洗ったばかりの濡れて重い衣類を片手で干していくというのはかなり大変なことで、工夫を要します。

そして掃除も、掃除機がやってくれるとはいうものの、かなりの運動といえるでしょう。結構重い掃除機を立ってゆっくり歩きながら扱うこと、立ったりしゃがんだりしながら散らかっているものを整理することはなかなか大変なことなのです。

その他の家事、たとえば庭仕事（草木の水遣り、手入れなど）やゴミ捨てなども同じです。買い物は外を歩き、さらにある程度の重さのあるものを持って歩くことになりますから、よい運動になります。また狭い意味の家事だけでなく、家庭での役割としては畑仕事などもあります。

以上をまとめて考えると、家事は、さまざまな生活動作を行うため、外出に匹敵するような心身機能が毎日あるいは頻回に発揮されるので、「生活の活発化」という点で非常に効果的なものなのです。家の中の仕事も、日常生活での「すること」をふやし、生活を活発にするのに大きな意味があります。

家事は重要な「社会参加」

家事は家の中での「すること」として、多くの人に該当することです。これは女性だけでなく男性にもいえます。

前章で「外の世界とのかかわり」が大事だということを強調しましたが、これは言い換えれば「社会参加」が大事だということです。詳しくは第10章でご説明しますが、ここでひと言触れておきたいのは、実は家事も重要な「社会参加」だということです。

家族はそれ自体、小なりといえども立派な「社会」です。家族の生活が順調に、健康的に進んでいくように維持することは大事な仕事で、重要な役割を果たしていることになるのです。

たとえ一人暮らしでも、いつ人が訪ねて来てもいいように、また自分自身が健康に過ごせるために行う家事は、やはり重要な「社会参加」です。

もちろん、生活の活発化のためには、スポーツや習い事など「非日常のできごと」、たとえば週一回の、卓球、グラウンドゴルフ、ゲートボールなどのスポーツ、筋トレや体操、刺繡、お花などの会も大事です。これらの会は、「本番」以外の時にも、家での準備や予習・復習、また個人での練習などといった「波及効果」を生むこともあるのでなおさらよいことです。

ただし「非日常のできごと」だけ、たとえば外で活発なスポーツを週一〜二回したとしても、家では何もせず、ソファに寝ころんでテレビを見ているだけの生活ではどうでしょうか。せっかく得た効果を家で台無しにしてしまう結果となってしまいます。

一方、家庭内の仕事など、「日常のできごと」をすることは、「非日常のできごと」以上に生活の活発化には重要といえます。それは文字通り「毎日」行うものだからです。一つひとつは努力感なしにできますが、種類が多く、結構時間もかかるので全体としてはかなりの活動量になります。

そして「人の役に立つことをした」という満足感をもてます。このように家事というのは「充実した生活を送るきっかけ」になるものなのです。

第４章　障害に生活不活発病が加わることも多い

1.「歩いたら転んで、寝たきりになって、ボケる」のはイヤ！

鶴見和子さんの場合――左半身まひになって

この章で紹介するのは鶴見和子さん（一九一八―二〇〇六年、一九九五年南方熊楠賞受賞、一九九九年度朝日賞受賞。なお、後藤新平〈一八五七―一九二九年、医師、政治家、台湾総督府民政局官、満鉄総裁、東京市長など〉は母方の祖父。鶴見祐輔〈一八八五―一九七三年、評論家、政治家、厚生大臣〉は父。鶴見俊輔〈一九二二―　、哲学者、評論家〉は弟）という、有名な社会学者、評論家、そして歌人で、外国でも和服を着て講演されることでも知られた方です。

お名前を出すことについては、ご本人から「私の例が他の方の参考になるなら、遠慮なしに活用してほしい」というお言葉をいただいています。また、ご一緒した本にも書かれていることですので、医師としての守秘義務は解除されたものと考えて、実名で書かせていただきます。私にとっても、世間におもねらない学者として、また女性の先達《せんだつ》としてあこがれの的でした。尊敬する方ですので、鶴見先生と呼ばせてください。

鶴見先生は、七十七歳の時に脳梗塞を起こし、左半身にまひのある身となりました。救急病院、一般総合病院、リハビリテーション部門のある総合病院、リハビリテーション専門病院などで治療と計六ヵ月のリハビリテーションを受けて、「日常生活は車いす自立」、つまりベッドから車いすへの移動や車いす操作は安全にできるという状態で退院しました。その後、伊豆の介護つき有料老人ホームで、車いすで暮らすことにしたのです。

退院前に「平行棒内の自立歩行は可」、すなわち車いすで訓練室の平行棒のところに行けば、あとは「平行棒につかまって歩行練習をするのは一人で大丈夫」という専門家の判断を受けていました。そこで、鶴見先生は毎日自力で平行棒での歩行練習を続けていました。「歩けない」という状態にはなりたくなかったからです。

退院後にはじめた歩行練習は、最初の頃は順調だったのですが、一、二ヵ月たった頃から次第に平行棒内での歩行が不安定になり、転びそうになってきました。やがて、ホームの職員についてもらわないと歩行練習もできない状態になりました。

そこで、三十数年前に鶴見先生のお父様のリハビリテーションを担当されたことがあり私の恩師でもある上田敏《さとし》先生（元東京大学教授）のご縁で、私がリハビリテーションを指導していた病院に入院されることになりました。脳梗塞の発病から一年ちょっとたった頃のことでした。

転んでボケる理由

入院された日の診察で、私には、適切な方法で練習すれば、今よりずっと安定して歩けるようになるし、外も介助なしで歩けるようになる、それ以外にも、いろいろなことができるようになるはずだと確信が持てました。

しかしそう申し上げても、鶴見先生は簡単には納得されません。「歩いて転んじゃって、寝たきりになって、頭がボケるのが私は怖いから、歩きたくありません！　私にとって、大事なのは著作集を完成させることだから、ボケるのだけは絶対イヤ！」と決然とおっしゃるのです。

このようにハッキリおっしゃる患者さんは少ないのですが、私は「いかにも鶴見先生らしい」とますます好きになりました。というのは、こうハッキリと何を心配しているか、何が希望かを言っていただければ、説明するポイントもハッキリするからです。

そこで、詳しくお話ししました。「転んでボケる」といわれているのは、転んでもし骨折して、その治療のために動くことが制限されれば、それによって生活不活発病が起こるからです。そのために筋肉の力が落ちたり、骨が弱くなったり、心臓や肺の機能が落ちることもありますし、それと同時に頭もボケてくることがあります。

確かに歩くことにはそういう危険があります。しかし一方で、歩くことは生活不活発病を防ぐにはとても効果的な動作です。歩くには、足だけでなく全身の筋肉を使うし、周囲に注意して歩かなければいけないから目も頭も使います。心臓や肺も使うから丈夫になるし、骨も体の重みを支えることで刺激を受けて強くなります。

そうご説明すると、鶴見先生は「歩くということが大事で、歩かないと骨も弱くなるから、骨折もしやすくなる。骨折しなくても生活不活発病そのもので寝たきりになって、ボケる危険もあるんですね」と納得され、「ちゃんと知っていれば自分で対策をいろいろと工夫できるから」と生活不活発病を知ったことを、とても喜んでいただけました。

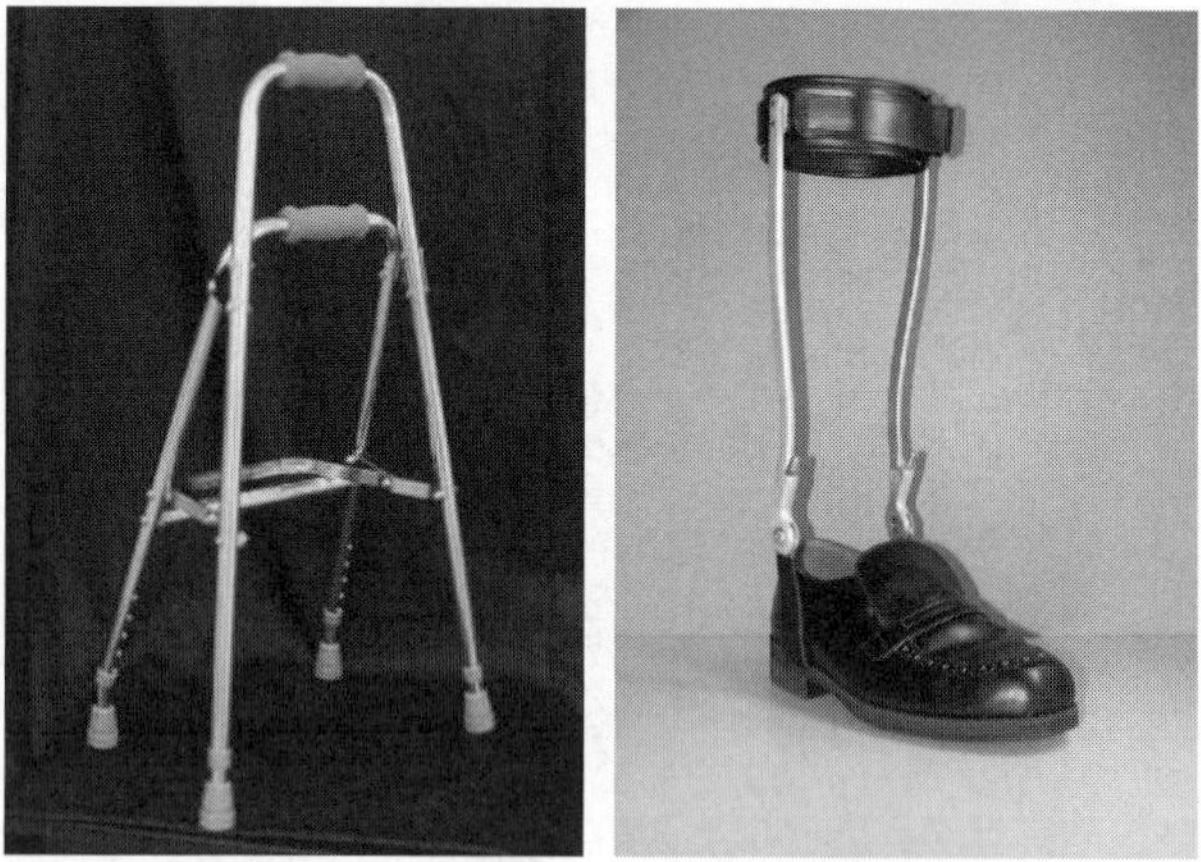

図4　リハビリテーションで用いた杖と装具
左：ウォーカーケイン、右：両側支柱付短下肢装具

安全に、楽に、爽快に歩く技術

もちろん、ただひたすら歩きなさいといっていたわけではありません。転んで骨折してしまう危険はありますから、「安全」に歩けなければいけません。そこで歩く方法をこれまでとは大きく変えることにしたのです。

まず杖は安定のいいウォーカーケイン（図4：左）を使うことにしました。そしてそれまで使っていた装具も替えました。装具とは足の各部を正しい位置関係に保ち、安心して足に体重をかけられるようにするためのものです。鶴見先生がそれまで使っていたのはプラスチック製の「シューホーン（靴べら）型」という、軽いが固定力の弱いものでした。それを両側に金属の支柱がある「両側支柱付短下肢装具」（SLB、図4：右）に替えることにしました。しっかりと足首を支えることができるからです。

そして歩き方（ウォーカーケインを置く位置、体重のかけかたなど）の練習をしました。するとお教えしてすぐに、介助なく、一人で歩くことができたのです。入院なさった当日のことでした。

このように、歩くことをはじめ、あらゆる生活動作は「安全」に、「負荷も少なく」、そして「爽快に」行えるのでなければならないと私は思います。そういうことを可能にする確実な技術があり、それが本来のリハビリテーション（後述）の技術なのです。

退院後の充実した生活のために

歩くことは大事ですが、それだけでよいのではありません。繰り返しますが、生活不活発病の改善は「充実した生活をして、自然に体や頭を使うこと」が基本です。そのため、ホームに戻られてからの一日の生活を細かく想定して、鶴見先生と一緒にリハビリテーションの目標を決め、プログラムを作っていきました。学者・評論家として一日の大半は机で書き物をすること、毎日一個のリンゴをむくこと、大根おろしをつくること、お茶を入れること、などが鶴見先生の望む日々の暮らしです。そして私があこがれていたように和服を着て講演をするということも目標としました。

退院の時期は、著作集執筆のためにできるだけ早くしたいが、相談の結果、生活不活発病の悪循環（になる危険性）から脱却した生活を送れるようになった時としました。具体的には、坂道も含む屋外を一日一回三〇〇メートル程度見守られながら歩けることをひとつの目標とし、入院中から毎日屋外を歩く練習をし、車いすも両足を使ってこぐことにしたのです。

右股関節には屈曲《くっきょく》拘縮《こうしゅく》（後述）がありました。それは入院の初期に改善し、再発を防ぐために自分でできる練習（自己訓練）の仕方をお教えしました。右足関節にも拘縮がありましたが、いったん回復させた後、これも再発を防ぐために、自己訓練の指導と両側支柱付短下肢装具を日中は常時つけていただくようにしました。

そして二ヵ月で目標を達成し、鶴見先生は伊豆のホームにお帰りになり、その後も毎日坂道もある屋外を歩くなど活発な生活を送られました。

退院の時に詠まれた短歌が、次のものです。爽快なひびきの短歌ではありませんか。

車椅子にていでこし伊豆の隠れ家に杖つき帰る薫風五月

2.「病気の悪化？」「病気だから仕方ない？」「年のせい？」

鶴見先生が歩ける二つの理由

では鶴見先生をはじめて診察した日に、どうして私は「歩ける」「その他いろいろなことができる」と診断できたのでしょう。それは次の二つの理由によるものでした。

①歩行困難の原因は生活不活発病

まず鶴見先生の入院前のホームでの生活は、とても不活発なものでした。昼寝（これも脳卒中発作前にはしていなかった）以外にも日中横になっていらしたのです。

また「疲れるから」という原因もあげていらっしゃいましたが、心臓その他に疲れる原因となるような病気などはないので、疲れはまさに生活不活発病の症状だと考えられました。後で詳しく述べますが、その上、疲れ以外にも生活不活発病のいろいろな症状が加わったために、歩くことなどの生活動作が困難になっていました。

このように生活不活発病のためであるとはっきり原因が分かったので、改善できると判断しました。

②生活動作の訓練によって、実用的になる動作がたくさんある

もう一つ、鶴見先生の行ってきた訓練に着目しました。これまでは手足のまひに対する機能回復訓練が中心で、日常生活での歩行をはじめとする生活動作自体をよくする訓練（活動向上訓練）が不十分でした。

そこで活動向上訓練を行えば、退院後の日常生活での歩行も安定し、さまざまな生活動作も可能になると判断しました。その結果、生活不活発病も改善し、「良循環」ができると考えたのです。

本当に病気や年のせいですか？

鶴見先生のように、病気やケガのためになんらかの体の不自由（障害）がある人には、生活不活発病が起きやすく、それによって、いっそう不自由になってくるものです。

体の不自由があると、生活動作が難しいため、生活が不活発になりやすく、よほど気をつけていないと生活不活発病が加わってきます。プロローグの図3「脳卒中モデル」の「②生活不活発病モデルに移行」のところを思い出してください。

このような場合、生活不活発病という別の病気が新たに加わったとは思わず、「もともとの障害や病気が悪くなった」と考えてしまい、対策がおろそかになりがちです。特に高齢者の場合は「年のせい」「病気と年の両方だから仕方ない」とあきらめてしまうことが多いのです。

同じことが慢性の病気についてもいえます。たとえば、喘息とか不整脈などについて考えてみましょう。人ごみに出ると症状が悪くなりやすいとか、ちょっと無理すると苦しいとかで、知らず知らずのうちに自分で自分の生活を制限してしまい、生活が不活発になりやすいのです。

このような場合について、医療のあり方として今後考えていく必要があるのは次の三点です。

①生活不活発病について本人やご家族によくご理解いただく
②入院中に、退院後の生活を想定した生活不活発病予防対策を十分に行う
③急激に生活不活発病が加わった時には、一定期間集中的に不自由になった生活動作を上手にする活動向上訓練を主体としたリハビリテーションを行う

これらは、後に述べる「本来のリハビリテーション」ならば当然含まれることです。

何が起こってくるのか？（1）：まひのない側の筋力低下

先に、鶴見先生の最初の診察で、私は「歩行困難が進んだ原因は生活不活発病。だから改善できる」と判断したといいましたが、それはどういう症状があったからでしょうか。

生活不活発病には多種多様な症状があります。詳しくは第7章でご説明しますが、ここでは鶴見先生の場合を理解するのに必要な範囲のことをお話ししましょう。

まず、まひのない、「良い方」の足の力が弱ったことです。入院する前ホームでの鶴見先生は、短時間の平行棒での歩行訓練以外は終日車いすで過ごしていました。車いす

を使ってはいましたが、まひのない足で車いすをこぐこともせず、自分の手でこぐか、押してもらうかでした。

このためせっかくまひのない右の足も、ほとんど使わないために筋肉が細くなり、力が落ちてきていました。これを学問的には「廃用性筋萎縮」といいます。

ここで、私が以前行った研究をご紹介しましょう。脳卒中でリハビリテーションを行っている患者さん七二人に協力していただき、サイベックスⅡという精密な機械で、まひのない方の手足の一番力を入れた時の筋力を測定し、それを同年齢の健常者四四人と比較したのです（大川弥生、上田 敏：脳卒中片麻痺患者の廃用性筋萎縮に関する研究——「健側」の筋力低下について、リハビリテーション医学25：一四三—一四七、一九八八年）。

この研究のきっかけは、ある臨床上の経験でした。まひの程度は軽く歩けるはずだと思った脳卒中の患者さんが意外にうまく歩けないということがありました。その原因を探すと、「良い方」の足が痩せ細って力が非常に落ちていることだったのです。その後も注意してみると、多くの患者さんがそうだったので、本格的に調べようと思い立ちました。

筋力測定の結果はおどろくべきものでした。まひのない側の膝を伸ばす力（瞬発力）

は、男女とも片まひ患者さんでは健常者の約七割に落ちていました。膝を曲げる力は約五割、肘は曲げるのも伸ばすのも約七・五割、足首を上げたり下げたりする力は約八割と、すべて非常に落ちていたのです。瞬発力だけでなく、繰り返し行う持久力（筋持久性）はそれ以上に落ちていました。これらはすべて「使わない」ための「廃用性筋萎縮」と考えられます。これではまひのない側を安易に「良い方（健側）」と呼ぶわけにはいきません。

この研究で、それまで漠然と信じられてきた（今もまだ信じられがちな）、「リハビリテーションを行ってさえいれば生活不活発病は防げる」ということは、実は何の根拠もなかったということもはっきりしました。漫然とリハビリテーションをやるのではなく、そのやり方・内容が問題だったのです。

なお鶴見先生の場合は、右足の筋力低下に対しては、はじめはウォーカーケインと両側支柱付短下肢装具を使った見守り歩行と、まひのある足も使った両足で車いすをこぐだけでは不十分と考えたので、右足には軽い重錘《じゅうすい》ベルトをつけた筋力増強訓練を一時間ごとに少量ずつ行っていただきました（少量頻回訓練、プロローグ参照）。これによって、筋肉がつき足が太くなりました。そして日中の活動量で十分と考えられるようになったので、筋力増強訓練の回数を減らし、退院後は行っていません。

何が起こってくるのか？（2）：使わない関節は固くなる

鶴見先生の最初の診察でもうひとつ気がついたのは、手足の関節が固くなってきていることでした。これを「関節拘縮《かんせつこうしゅく》」といいます。

どのような状態か具体的にいうと、股関節が、まひのある左側だけでなく、右側も曲がった状態に「固まり」かけていました。これは座っていることが多いために股関節は曲がっていることが多くなり、また立って歩くことが少ないために、股関節が伸びることが少なくなって起こるものです。そのため立っても腰がまっすぐ伸びず、「へっぴり腰」みたいになります。こういう場合には歩行が不安定になるのも当然のことです。

また左の足関節にも、内反尖足《ないはんせんそく》がみられました。足の裏が正しく床につかず、下と内側に向いてしまい、立とうとすると、小指の付け根から先に床につくような形に固まりはじめていました。この場合にも当然歩きにくくなります。この内反尖足は脳卒中の場合のまひ（中枢性まひ）の一つの特徴で、立った時や歩く時に筋肉が緊張してこういう形をとるようになります。ふつうは短下肢装具で矯正できるのですが、うっかりしていると「固まって」、拘縮が加わってきて、装具でも矯正しにくくなるのです。

この他にも、肘や肩も動きが悪く、固まりかけていました。

このような関節拘縮は関節を包んでいる袋のようなもの（関節包といいます）やその周辺組織が「固くなる」（弾力性が低下して伸びにくくなる）ことや、また関節を動かす筋肉自体も弾力性が低下することなどが原因となって起こります。それは関節を十分動かしていない（関節包や筋肉を十分引っ張って伸ばしていない）からです。

こういう拘縮は、関節を動かすことが少なければ必ず起こるものなので、リハビリテーションでは初期から注意して動かして防ぐようにします。ですから鶴見先生が前の病院を退院されるまでは、理学療法士が関節が固くならないように動かしていたそうです。しかし、退院してから自分自身や家族・介護者が行う「自己訓練」の指導が不十分だったので、拘縮が起こってしまったのだと考えられました。

このように、病気そのものによるまひに、生活不活発病の症状である拘縮が加わり、一見まひが悪くなったように見えることはよくあります。

鶴見先生の場合、股関節の拘縮は、最初は他動的に（他の人に動かしてもらって）治し、その後は前に述べた両側支柱付短下肢装具をつけて毎日立って歩くことで、再発を防ぎました。左の内反尖足に対しては、短下肢装具を日中は常時つけていていただくことにし、加えてご自分でできる再発防止の自己訓練法をお教えしました。また老人ホームの介護担当者にもできる方法を指導しました。

何が起こってくるのか？（3）：疲れやすさ

前にお話しした疲れというのも重要な症状です。

鶴見先生はホームで、以前は全くしていなかった昼寝を毎日するようになっていたり、それ以外にも疲れて横になることが増えておられました。この「疲れる」というのは、第7章で詳しくお話しするように、生活不活発病による全身の多くの機能（特に心臓、肺、血圧調節など）の低下が合わさって起こるものです。

「疲れ」は実生活に影響する大きな症状です。鶴見先生の場合、著作集執筆のためには集中した知的活動を長時間持続することが必要ですが、それには、このような「疲れ」が起きないようにしなければなりません。

3．生活不活発病予防を重視したリハビリテーションが必要

著作集をまとめること、リンゴをむくこと

障害や病気のある場合でも、生活不活発病の対策として、「生き生きとした充実した生活を送ることで、自然と体と頭を動かす」という基本は全く同じです。

実はこの「充実した生活を送る」ことは、後でお話しする「本来のリハビリテーション」の目的と同じことです。

ですが、「退院後の充実した生活」の具体的な内容は医者が決められるものではありません。それはご本人が一番ご存じです。そこで、入院初日に、鶴見先生に「今一番なさりたいことは？」とうかがうと、「著作集をまとめたい。それだけ」とのお返事が返ってきました。

それが最も重要な目標であるなら、執筆を中心とした生活全体を、充実した、活発な

ものにすることが大事です。そしてそのためには疲れて横になりたくなったりしないで執筆活動に専念できるように生活不活発病を改善し、再発を防がなければなりません。

そういう「充実した、活発な生活」のイメージをつかむために、脳卒中発症前の生活について詳しくうかがっていきました。すると、「リンゴがむけるといいんだけど」というお話が出てきました。

病気になる前は（家事全般はお手伝いさんがしていたそうですが）健康にいいと思って、毎日リンゴを一個自分でむいて食べていたけれども、病気になった後はリンゴもむけないままだとおっしゃいます。

このようにリンゴ一個をむくことも大事な生活動作であり、かつては日課として大切な役割を果たしていたのです。

充実した人生を支える生活動作

片手でのリンゴむきは釘付きまな板を使えば簡単です。「三日で一人でむけるようになりますよ」と説明したところ「お手並み拝見」とズバッと言われました。

そして約束通りに三日目には、一年ぶりに一人でできるようになり、鶴見先生からは

「魔法使い」というお褒めをいただきました。これが私を信頼していただけるきっかけにもなり、呼び方も「あなた」から「先生」に変わったのです。

そしてそれからは、したいことについて積極的にいろいろと希望を出されるようになり、話し合って具体的な目標を決めていきました。将来、以前同様に和服で講演していただくために、和服の着付け（一定時間安定して立っていられることも必要です）に自信がつくよう、着付けも経験していただきました。

そのように充実した生活を送るために必要な、さまざまな生活動作が上手にできるような訓練（活動向上訓練）をしていったのです。これがリハビリテーションの技術としては中核といえます。

なぜ患者の側から希望が出ないのか

ところで、なぜ前の病院で、毎日していたリンゴむきの希望を出されなかったのかをうかがいました。すると、「だって聞かれなかったもの」とのことです。

あの鶴見和子先生ですら、自分の充実した生活をデザインするための希望が出せなかったのです。第1章で述べた「本人と専門家が一緒に工夫できること」は大きな課題だと認識したときでもありました。

先生は御自分がそれまで受けてきたリハビリテーションを「思想も技術も画一的な『軍隊式リハビリテーション』」と表現なさいました。

実は本当のリハビリテーションとは、それとは全く逆の、一人ひとり違う状態や可能性、過去の経歴、その人のもつ好みや価値観を尊重した、その人らしい充実した人生をつくる「オーダーメイド」のものなのです（『新しいリハビリテーション』参照）。

鶴見先生は、先に述べたようないろいろな準備をして帰られました。その後は、著作集をまとめ、着物を着て講演をし、予想どおりの充実した生活を送られ、左片まひになられてから八十八歳で大腸がんで亡くなるまでの十年あまりの間に三十冊の本を出され、学者としての人生を全うされました。

鶴見先生とはこの退院の二年半後に対談をしました（鶴見和子、上田 敏、大川弥生『回生を生きる――本当のリハビリテーションに出会って』、三輪書店、一九九八年〈増補版、二〇〇七年〉）が、その時「病院で基本を教えていただいたおかげで、からだの状態の変化や新しくしたいことに応じて、自分で工夫して『埋蔵資源』を掘り出して新しいやり方を生み出すことができる。不断の自己決定だと思う」とおっしゃいました。

そのお気持ちをよくあらわしているのが、先生の次の短歌です。

わがうちの埋蔵資源発掘し新しき象《かたち》創《つく》りてゆかん

リハビリテーションとは「全人間的復権」

最後に「リハビリテーション」について説明しておきたいと思います。

リハビリテーションは、日本ではふつう「機能回復のための訓練」と、とても狭く、偏って理解(誤解)されていますが、実は、この言葉の本当の意味は「人間らしく生きる権利の回復」ということなのです。

「リハビリテーション」という言葉は、もともとは医学の専門用語ではなく、「権利・名誉・尊厳の回復」という意味で古くから使われてきた一般用語です。たとえば中世のヨーロッパでは、王や高官が一度やめさせられた後、元の地位に復帰すること(身分・地位の回復)、宗教的な意味での「破門の取り消し」、また「無実の罪の取り消し」などという意味で使われました。近代では「名誉回復」「復権」、さらに現代に入っては、犯罪者の「更正」、失脚した政治家の「政界復帰」などの意味でも使われています。人間以外の、「災害からの復興」という意味で使われることもあります。

「ジャンヌ・ダルクのリハビリテーション」という言葉があるのをご存じでしょうか。

彼女は一四三一年に宗教裁判で火あぶりの刑を受けましたが、二十五年後に「やりなおしの宗教裁判」があって、「異端」という無実の罪が取り消され、破門も取り消されました。フランスの歴史では、この裁判が「リハビリテーション裁判」（復権裁判）と呼ばれているのです。

医学的な、体に不自由のある人のリハビリテーションでも、訓練は手段の一つにすぎず、目的は、その人がその不自由のために受けているさまざまな不便や不利益を「取り消し」、その人にふさわしい生活・人生を取り戻せるようにすることです。

リハビリテーションの最終目的は社会参加の回復・向上であり、そのために生活動作が上手にできるような訓練をします。機能回復訓練はこのような目的を達成するための手段の一つに過ぎません。機能回復以外にも社会参加やそのための生活行為を向上させる方法はいろいろあり、リハビリテーションはそれらすべてを活用するものです。

このような意味を込めて、恩師の上田敏先生は、四十年以上前に、リハビリテーションの本当の意味は「人間らしく生きる権利の回復」、すなわち「全人間的復権」だと説かれました。

　生活不活発病を防ぐことは、このようなリハビリテーションの重要な部分ですし、その基本の「充実した生活をつくること」とは、リハビリテーションのめざす「全人間的復権」と同じことなのです。

　このようなリハビリテーションの具体的内容については拙著『新しいリハビリテーション』をご覧ください。

第5章

「寝たきりを防ぐ」から「つくられた歩行不能を防ぐ」時代へ

1．つくられた歩行不能

つくられた歩行不能とは

第1章でご紹介した工藤夫人は、ご主人やデイケアの人達と一緒に工夫をしたからよかったものの、そうしなかったら自宅での伝い歩きさえ徐々に難しくなり、結局は一日中車いすの生活になっていたと思います。プロローグの吉岡さんの場合も、あのままいったら、結局は歩けなくなっていたのでしょう。また第4章の鶴見先生の場合も、いったんは平行棒での歩行すら難しくなっていました。

このように、「歩けるようになる可能性は十分あったのに、適切なはたらきかけがなされなかったために、結局日常生活を歩いて過ごせなくなった」状態を、私は「つくられた歩行不能」と呼んでいます。

すこしきつい言葉ですが、残念ながらそういう状態になった方をたくさん見てきて、なんとかそれを防ぎたいと思ってのことです。多くの方に知っていただくために、あえて印象に残る言葉にしたかったことも理由の一つです。

また医療従事者の一員として、そんな状態を「つくってはいけない」という、自戒の念をこめた言葉でもあります。

また、「歩行不能」とまではいきませんが、本当はもっとしっかり歩けるはずなのに、現実には歩くことがかなり難しくなってしまった人は、さらに多くいらっしゃいます。プロローグの吉岡さんや第1章の工藤夫人の場合がまさにそうでした。これは「つくられた歩行困難」ということができます。

ここではこのような場合も含めて、広い意味で「つくられた歩行不能」と言うことにします。

第一のタイプ「車いす依存型」

「つくられた歩行不能」には、大きく分けて三つのタイプがあります。

第一のタイプは、現に歩けないわけでもないのに、まして適切な工夫やはたらきかけをすれば日常生活でもずっと安定して上手に歩けるようになるはずなのに、あえて「きつい」言葉を使えば「安易に」車いすを使い（続け）、そのため歩くことがどんどん難しくなってしまう場合です。私はこれを「車いす依存型」の「つくられた歩行不能」と呼びたいと思います。

これは、何らかの理由で病院やデイケアなどの施設で長い時間過ごすようになったことがきっかけとなる場合が多いのです。自宅は狭いので、伝い歩きやあちこちにもたれたりつかまったりして歩くことができます。しかし病院や施設は広いのでそれが難しく、「転ぶと危ないから」という理由で日常生活で車いすを使い出すことが少なくありません。第1章の工藤夫人の場合がまさにそうでした。なお、こういった場合、訓練室での歩行訓練は行われている場合が多いものです。

第二のタイプ「病気・ケガ契機型」

第二のタイプは、病気、ケガ、手術、入院などがきっかけで生活が不活発になった後に、生活の活発化のための適切な指導やはたらきかけがなされなかったことが原因です。生活不活発病のため歩行が不安定になり、やがてそれが進んで、歩行不能になる場合です。プロローグの吉岡さんや第1章の工藤夫人の場合も、最初のきっかけはこれでした。

　病後はある程度必要だった安静がきっかけとなり、その後もあやまった安静をとり過ぎて、生活が不活発になったのです。

　病気やケガの時の安静にはやむをえない面もあります。しかし、実は「安静」イコール「生活（全体）の不活発化」では必ずしもないのに、一般にこれが混同されています。たとえば眼や耳の手術で入院したような場合には、手術した部位には安静（局所的安静）が必要ですが、「寝ている」「歩かない」などの「全身的安静」は必要ありません。しかし、この違いを知らずに、こういう手術で入院しても、「食事の時以外は横になっていた」という人が結構多いのです。

　これとは少し違いますが、腰痛や膝関節の痛みなどの「それ自体は軽い」病気があり、痛みのために、外を歩いたり家で立って仕事をしたりすることが減り、生活不活発病が加わり、「歩きにくさ」がますますひどくなるような場合もあります。「腰痛や関節炎が悪くなったのだ」と考えがちですが、そうではないことも多いのです。こういう場合も含めて、「病気・ケガ契機型」と呼びたいと思います。

第三のタイプ「車いす自立滞留型」

第三のタイプは、脳卒中などの手足に不自由が起こる病気でよくみられます。適切なはたらきかけをすれば将来は必ず日常生活を歩いて送れる（歩行自立）はずなのに、「とりあえず」まず車いすを使用し、それで動き回る（車いす自立）ことを優先した結果、車いすによる生活は自立したが、その先の「歩行自立」にまでは進まず、いわば「車いす自立状態に滞留」してしまった場合です。

実はこの人たちには、「車いす自立の段階をスキップして（とばして）直接に歩行の自立に向けてすすめていく活動向上訓練」をすれば歩行自立の可能性は大きかったのです。これは大事な点なので、詳しくは拙著『新しいリハビリテーション』の一〇六ページ以下をごらんください。

このようなタイプの「つくられた歩行不能」を、「車いす自立滞留型」と呼びたいと思います。

なぜ歩行不能が「つくられる」のか？

「つくられた歩行不能」は、誰かが悪意をもって「つくる」のではありません。しかし、誰の悪意もないのに、一見自然に歩行不能が「つくられて」しまうところに、かえってこわさがあります。

まず第一には、もうお分かりと思いますが、生活不活発病についての認識が不十分なことが根本的な原因です。「生活不活発病のこわさを知らない。その防ぎ方を知らない」といってよいでしょう。

二つ目は、日常の歩行を安定させられるようなはたらきかけ（技術）の不十分さです。

三つ目は、「車いす偏重」ともいうべき「思想」です。気軽に、あるいは安易に使い始めてしまい、そこから抜け出せなくなるのは「車いす偏重」といえるでしょう。偏重の結果、「乱用」にすらなってしまいます。どのような人に車いすを使い、どのような注意をすべきかという、車いすの正しい使いかたの知識や技術の問題ともいえましょう。

この三つは、相互に関係しあっています。

2.「自立のシンボル」だった車いすが「座らせきり」をつくる!?

ここまでお読みになって、なにか私が車いすを「目のかたき」にしているかのようにみえたかもしれませんが、それは全く逆です。

かつて車いすは輝かしい「自立のシンボル」でした。今でも、障害のある人の中には、車いすが社会的自立への重要な手段である場合も多いのです。私自身も車いすの種類や使い方の指導をいろいろ工夫した結果、仕事や学校、家庭生活を飛躍的によく過ごせるようになった例をたくさん経験してきました。

それと同時に、歩く可能性がある方については、実生活で「歩くこと」ができるようにすることも徹底して工夫してきました。だからこそ車いすの安易な使い方に大きな疑問を持つのです。

車いすは正しい使い方をすれば、社会参加を向上させ、生きがいを高めるのに大きく役立ちます。しかし「安易に」車いすを使ったのでは、そのメリットを十分に引き出すことができず、デメリットが強く出てしまいます。車いすを使う場合にはそのメリットとデメリットの両方を知っていることが大事なのです。

車いすを「依存のシンボル」にしないために

現在車いすはとても普及しています。介護保険によって車いすが貸与されるようになり、ホームセンターや通販等でも簡単に手に入るようになりました。

しかし同時に、その使い方の問題が目立ってきました。たとえば、自分で行う操作(こぎ方だけでなく、ブレーキ操作や、いす・ベッドなどへの乗り移りなど)といった基本的な指導さえ十分でないことがあります。

また、自立のためではなく、単に「座るため」、そして「介助して移動させるため」の道具としてしか使われないことも多くなってきています。

そしていったん車いすを使ってしまうと、歩行自立にむけたはたらきかけ、特に日常生活や病棟や居室棟・自宅などでの介護歩行がなされなくなりがちなのも問題です。このようにして車いすは、特に高齢者の場合には「依存のシンボル」になってしまうのではないかと案じられます。

もちろん家の中ではつかまりながら、あるいは何かにもたれながら歩き、外だけは車いすを使うという選択もあるでしょう。短い距離のときには杖や装具などを用いて、長い距離は車いすを使うというのもよい使い方です。しかしこのような、歩行能力を生かしつつ車いすを併用するような工夫が十分なされているかどうかは疑問です。

東京パラリンピックの衝撃

車いすが自立のシンボルとなったのにはある国際的なできごとが深くかかわっていました。

それは一九六四年のことです。十月の東京オリンピックに引き続いて、パラリンピック(障害者オリンピック)があり、世界中からたくさんの車いすに乗った選手がやってきました。その時、多くの日本人は、テレビで、「自分でこげるし、スポーツもできる車いす」というものを初めて見ました。

それまで、病院でふつうに見られていた車いすは、座席部分は木造ニス塗りで、背もたれの部分は籐細工のすかし編みになっているなど、なかなか立派なものでした。しかし、それは重く、看護者が押して、病室からレントゲン室などまで患者さんを「運ぶ」

ためのものだったのです。

ところが、テレビで見る車いすは、いかにも軽そうで、颯爽としていました。なによりも「車いす」に乗らなければならないような障害者がスポーツをしている（障害があってもスポーツができる）ということが衝撃的だったのです。

パラリンピックはまた、わが国の障害者にも大きなインパクトを与えました。これまで病院や自宅から外に出ることができず、社会的・経済的な自立など全くの夢とあきらめていたのに、「世界には車いすを駆使して社会で活躍し、スポーツまで楽しんでいる同じ障害をもった仲間がたくさんいるのだ」ということを知らせてくれたのです。

これがきっかけになって車いすが普及し、障害者の働く場もふえ、道路や駅などの整備もすすんで、生活範囲は大きく拡大しました。

このような意味で、車いすはまさに「自立のシンボル」だったのです。

3.「つくられた歩行不能を防ぐ」時代へ

「つくられた寝たきり」が課題だった時代

この時代（一九六〇年前後）は、ちょうど寿命が延び、高齢者が増えはじめた時代でもありました。脳卒中も増えてきましたが、医療技術の進歩により、そのために命を落とす人は少なくなりました。

その反面、歩けるようにはならず、「寝たきり」になる人が増えました。「寝たきり対策」が大きな社会問題になってきたのです。

実は当時の寝たきりの人には、「意識がない」とか「全身のまひ」とかで、座ることさえできない「本当の寝たきり」は少なかったのです。最低限座っていることぐらいはできるはずなのに、「寝かせきり」にされてしまっていたのです。そのために、やがて座ることもできなくなり、本当の寝たきりになっていきました。いわば「つくられた寝たきり」だったのです。

ですから、「高齢者を寝かしたままにしておいてはいけない」と、医療関係者などが考え始めたのは当然のことでした。そうした中、よい車いすが手に入るようになり「寝たきりにしないために、まずは車いすに乗せよう」という動きが生まれたのは自然な流れだったと思います。

自立に向けた「第二歩」を

このように、「つくられた寝たきり」にせず、起こすために、車いすに座らせることには、当時としてはたしかに「自立への第一歩」としての大きな意味がありました。

しかし問題は、この「第一歩」にとどまって、車いすに「座りきり」の状態になってしまったことです。「座る」から「立ち、歩く」へ、そしてそこから「屋内だけでなく外も歩く」「バスや電車も利用できる」へとは進んでいかなかったのです。

すなわち、自立への「第二歩」の「歩くこと」へは踏み出されなかったのです。

残念なのは、いまだにこのように車いすに乗せることが、「生活不活発病を防ぐのに役立つし、よいことだ」という古い意識が、専門家の間にもかなり残っていることです。

たとえば、第1章で工藤さんがデイケアの人に「生活不活発病ではないでしょうか」と聞いてみた時の、「だから、デイケアにいる間は車いすで座ってもらっています」という返事です。

「車いすで座っている」のは「寝かせているわけではない」ので、「第一歩」としてはよいことです。しかし、次の第二歩目への工夫が十分行われているかが問題なのです。

いまこの問題を何とかしないと、これからも「車いすへの座らせきり」が「つくられた歩行不能」を生み続けるおそれがあります。

「つくられた歩行不能」からの脱却

実は「つくられた歩行不能」を防ぐための技術と、それを支える「思想」はすでに十分揃っています。

以下そのような技術と思想について要点を述べますが、より詳しくは、拙著『新しいリハビリテーション』をご参照ください。

そのポイントは、

①実用歩行としてみる
②さまざまな杖や装具を活用する
③目的動作と一連のものとして、実用歩行を向上させる

の三つです。

まず②の点からご説明します。第1章の工藤夫人は、杖を使うことでデイケアの中をうまく歩けるようになり、やがて屋外も安定して歩けるようになりました。第2章の村岡さんもおしゃれな杖を使って外出範囲が拡がりました。

しかし、一方では「杖に頼っていてはダメ。歩けなくなってしまう」と言われたという話もよく聞きます。また病院や介護施設での歩行訓練では、とにかく「杖を使わないで歩く」ことを目的として訓練がなされることが少なくありません。

私は本当は全く逆だと考えています。杖や装具をうまく使って、安全に行動範囲を拡げ、楽しい活発な生活にすることが大事なのです。

実生活のさまざまな場所で、安定して安心・安全に歩けることを一番重視すべきです。それによっていろいろな場所に行ってさまざまなことに参加できるようになり、歩

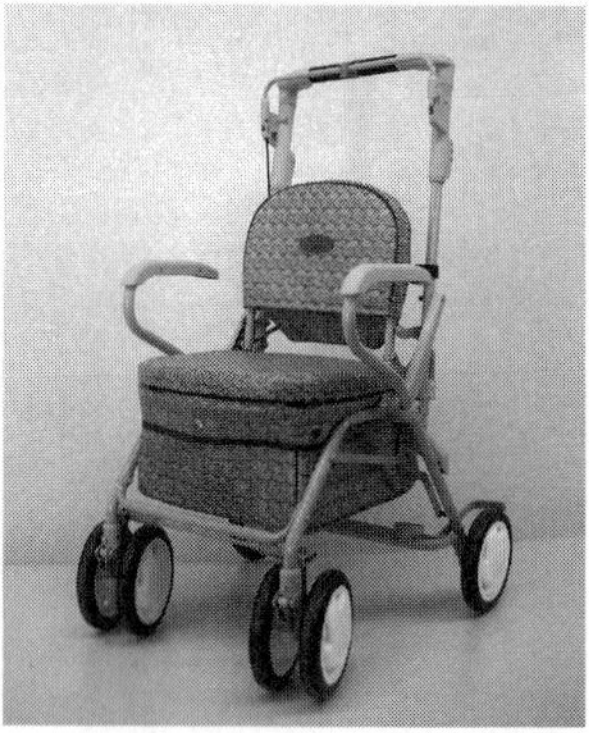

図5　シルバーカー

行量・全身の運動量が増えます。生活は活発化し、生活不活発病も改善されます。同時に、頻回に行うことで歩行の実用性（安定性、速度、持久性など）はさらに向上します。

このように早めに杖を使うことで、「歩けば歩くほど歩きやすく」なり、結局杖にあまり頼らなくてもすむようになります。村岡さんの場合がまさにそうでした。「急がば回れ」だといってもいいでしょう。

杖のたぐいにはいろいろな種類があります。ふつうの杖（T字杖）だけでなくウォーカーケイン（第4章参照）や四点杖があります。キャリーバッグ、シルバーカー（図5）なども、うまく使えば「歩きやすさ」を非常に助けてくれます。

たとえば杖（T字杖）では、一〇〇メートル程度しか歩けない人がシルバーカーを使って買い物に行ったとしましょう。シルバーカーを使うことで歩行は安定し、同時に杖を使ったときよりも楽に買い物の荷物も運べます。また、荷物かごに腰掛けて途中で休むこともできます。すると一キロ近くを歩くこともできるので、買い物だけでなく友だちの家や、趣味の会に行ったりすることもできます。こうして、自然に生活全体が活発化していくのです。

こういう場合にT字杖で歩くことにこだわっていれば、生活は不活発なままとなるでしょう。生活不活発病の進行をとめることはできず、歩行能力は伸びず、むしろ低下していくでしょう。

装具も歩行能力の向上に非常に有効な手段です。しかし杖も装具も、うまい「選びかた」「使いこなしかた」が大事です。それらを使った歩行の練習・訓練を十分に行うことが必要なのです。ご本人やご家族に渡せば使いこなせるものではありません。

また、杖や装具は歩くためだけのものではない、ということも大事です。これらは、たとえば洗面などの生活動作が立った姿勢で、安定して行えるための手段としても活用できます。このようにしてこれらの用具をうまく使えば生活をいっそう活発にすることが可能です。

歩行訓練と歩くことは違う

次に①と③についてですが、私は「実用歩行」という言葉を提唱しています。これは実生活での目的をもった歩行を意味します。わざわざ「実用」を強調する必要があるのか、と疑問をもたれるかもしれませんが、これは「模擬動作」としての歩行と区別するためのものです。

実生活での「歩く」という動作は、散歩以外は、歩くことそのものが目的ということはなく、歩いていった先で何か目的のあること（生活動作）をするためのものです。

歩行はそういう目的動作がうまく行えるようなものでなければなりません。たとえば、台所の中では、食器や食材をもって歩いたり、狭いところで方向転換をしたり、中腰で棚や冷蔵庫の下の方からものを取り出してすぐ歩いたりすることが必要です。

掃除の時には、掃除機の動きに合わせた足の運び方や狭い場所での体の位置の微調整が必要になります。トイレなどの狭い空間では、方向転換をする、ドアを開け閉めするなどの動作とうまく組み合わせることが必要です。そういう、現実に行う、さまざまな変化に富んだ歩行が「実用歩行」であり、これは訓練室のような、広くて邪魔な物もないところで直線歩行することとは比べものにならないぐらい難しいものです。

「もっと歩けるようにしたい」と考えた場合、まず「訓練室で歩く訓練をする」のがよいと考えがちです。しかし、実は訓練室での歩行は「模擬動作」、つまり「まねごと」にすぎないともいえます。本当の「生活動作」としての歩行をよくするためには、実際の生活の場所で、こういう生活動作全体を練習することが必要なのです。

4.「安静度」だけでなく「活動度」を

「活動度」を意識した医療へ

「つくられた歩行不能」は病気、ケガ、入院などがきっかけとなって起こることが多いものです。この項では、その予防について考えてみたいと思います。

プロローグで述べたように、吉岡さんは生活不活発病から脱却して、肺炎で入院する前よりもむしろ元気になっていきました。

後になってからですが、吉岡さんの娘が私にぼやくのです。一言でいえば「なぜ入院中に生活不活発病の予防を指導してもらえなかったのか」ということです。「あのまま寝たきりになっていたら、母親も大変だったろうし、私の生活にも大きな影響があった」と彼女はいいます。また工藤夫人のことを両親からきいて、デイケアも同様で、なぜちゃんとした指導がなかったのか疑問だといいます。その通りでしょう。

しかし、かつて私自身が内科の研修医だった時のことを振り返ってみると、あまり人のことはいえません。その頃の私は、「安静をとること」についての指示は、内容や時間帯などについてはかなり具体的に出していました。しかし安静の必要がなくなった時には、「もう安静をとらなくていいですよ」とか「なるべく動きましょう」というように、漠然とした指示しかしていなかったと反省しています。「活動性をあげる」ための具体的な指導は考えていなかったのです。

その反省から思うことは、生活不活発病の予防のためには、どういうふうに安静をとるべきかという「安静度」だけでなく、むしろ「活動度」、つまり、「どの程度動くべきか」の指導が必要だということです。

「活動度」には、生活動作ごとに、そのやり方と量（一日の回数、運動負荷量、たとえば歩行距離など）が具体的に示されることが望まれます。これは「一日の生活の中で、いつ頃どのような生活動作や運動をした方がよい」と指導することです。現に外科系の科では、手術や出産の後に、どのように病棟での活動性をあげていくかという指導がなされているところがかなりあります。むしろ内科系の方が遅れているようです。

安静度と活動度とは単なる言葉の言い換えのようですが、「安静」を主とするか「活動」を主とするかでは、考え方の方向が全く逆です。これはその人の意識に大きく影響すると思います。

病気の時は安静第一とはいうが

もう一つ「活動度」としての指導が必要だと思う理由があります。

六ヵ所の自治体で外来通院をしている高齢者について調べたところ、医療機関に相談することなく自分だけの判断で、動くことを制限している人がどこでも一〜二割いました。このように、「病気の時は安静第一」という「古い常識」が根強いのです。

こういう場合、「なるべく動きましょう」程度の指示でも、若い患者さんの場合でしたら、ご本人が仕事に早く戻りたいと思っているかもしれませんし、もともと病気の前から生活不活発病になっていたこともほとんどないので、特に問題はないでしょう。

しかし、高齢者の場合には、もっと具体的な指示が必要です。病状によっては安静が必要なことは確かにあるので、安静の指示は必要です。しかし安静が必要な場合でも、「活動度」の考え方を加味する必要があります。そこで、

①安静が必要な理由
②どういう状況になるまで安静が必要か
③同時にその間でも「この程度は動いてよい、むしろ動きなさい」など指標を挙げる

具体的にはこの三点からの説明・指導がなされることが望ましいと思います。

安静は慎重に

吉岡さんの場合を振り返ってみると、「高熱のある間は安静」が必要だったとしても、熱がおさまれば、徐々に動く範囲や時間を増やすような指導があってもよかったと思います。「昼間は横にならないで、最低限いすに腰掛けていて、時々は歩きなさい」という、積極的な指導です。そしてそのための設備、たとえば座り心地のよいいすなどが病

室に備えられていることが望まれます。

そして退院時には「昼間は横にならず、最低限座っていましょう。なるべく早くふつうの生活に戻るようにしなさい。歩いた方が体の回復が早いのです」といってもらうだけで、生活を活発にさせようというスイッチが入ります。

もっと具体的な、吉岡さんの体調の把握に立った指導、たとえば「何日目には家の中を歩き、その後何日目からは外を歩きなさい」というようなものがあったらもっとよかったでしょう。

そういう指導があれば、吉岡さんの生活不活発病は、以前から始まっていたとはいうものの、肺炎をきっかけとする急激な悪化は避けられたと思います。

皆さんも「病気になったら安静」と思いこまずに、このような観点から、医師に相談していただきたいと思います。しかし、「お医者さんは忙しそうだし……」とか「病気以外のことを質問していいかしら」と心配されるかもしれません。

その時のコツは、「どの程度動いていいですか？」といった、漠然とした質問ではなく、もっと具体的に、「こういうことをしたいけれど、していいですか」、「その時どのような注意をしながらすればいいですか？」と質問することです。そうすれば、医師もその人にあった助言がしやすくなります。

また、第1章の工藤さんのように、紙に現状や質問したい内容を書いて相談するのがよいでしょう。それを診察の前に医師に渡してもらえるよう、受付の人や看護師さんに頼んでおくのも一つの方法です。このような情報は医師にも歓迎されるものです。

「お大事に」「無理しないように」

このように生活不活発病の予防・改善において一般医療の役割は大きいと思います。「病気が悪化しないかぎりは、病気の時も、その後はなおさら、寝てばかりいないで、起きて歩こう、できるだけ早くふつうの生活に戻ろう」という考え方を医療機関はもっと強調して指導すること、一般の方もそれを常識としてもつことがこれからの高齢社会に向けて大切なことでしょう。

そうなれば、高齢者をはじめ多くの方が、健康で生きがいのある生活を築くことに大いに役立つと、医師の一員として強く思います。

このような「活動度」の考えは、医療だけでなく、介護の場合も同様に必要です。介護を受けている方は、介護担当者に、「どれだけ動くのがよいか」について相談されるとよいでしょう。

生活不活発病の場合、医者の一言には特に重みがあります。それを自覚したのは、私がリハビリテーション専門医の研修をはじめて、まさに最初の患者さんの診察の見学についた時でした。恩師の上田敏先生の診察が終わり、患者さんを送りだす時に、私は「お大事に」と言いました。すると、上田先生に「今どういうつもりで『お大事に』と言ったのですか？」と質問されてしまい、答えに窮しました。特に考えもせず、挨拶のように言っていたからです。

考えてみると、やはり医師が「お大事に」というと、患者さんの側では「大事をとって動かないでください」と受け取ってしまう可能性が大きいのです。

同様に「無理しないように」も、具体的にどのような無理をしてはいけないのかとお話しした方がよいと思います。

第6章　遠隔介護予防のすすめ

1．遠くに住む娘のフォローで元気になる

娘の驚き

柿田さん（仮名）は六十八歳の男性の元雑誌編集者です。六十歳で定年を迎えた後も、同じ会社に非常勤として勤め、六十七歳で完全にリタイアしました。

六十三歳のときに、奥さんが亡くなり一人暮らしになりましたが、当時は仕事もあって結構いそがしく、淋しさを感じる暇もありませんでした。

しかし会社をやめてからは、一日中家にいることが多くなりました。かつて買い込んだもののの読む暇がなかった「積んどく」本をソファに寝ころんで読みながら毎日を過ごしていたそうです。弁当はもちろん果物・野菜・日用品も近くのコンビニでそろうので、買い物はほとんどそこですませていました。

完全に会社をやめて一年すぎたころ、だんだん畳から立ち上がるのが難しくなったこ

とに気がつきました。テーブルに手をついたり、家具につかまったりしないと立てません。それに疲れやすくなり、近所を歩いただけでも家に帰って寝ころびたくなるのです。

近くの診療所に行って検査してもらったのですが、どこも悪いところはないといわれました。そのため「これが『年をとる』ということか」「年だから仕方がないか」と柿田さんは考えたのです。

そういうところに高校の同窓会に出席するために、娘が泊まりがけでやって来ました。駅まで迎えにいって娘の荷物を持って家に帰ったのですが、家にたどりつくまでにかなり疲れてしまいました。急に老けこんでしまった父の姿に娘は驚きました。

「大丈夫だ」「一時的なことだ」と柿田さんは見栄をはるのですが、日頃の生活ぶりを聞いた娘は、「運動不足で体がなまっているのよ」といい、「どうするか一緒に考えよう」と真剣に向き合いました。

娘は、柿田さんが絵が好きだったことを思い出し、次の日、電車で五駅はなれた区立美術館に、むりやり引っ張り出しました。

転機——久しぶりの美術館で

娘と久しぶりに訪れた美術館では、「こんな世界があったんだ」と、生き返るように感じたそうです。入り口にある図書室は美術に関する雑誌や本などの資料が豊富で、しかも無料でした。

娘が、ここに週に二回は来ることにすればよいとすすめますし、駅の近くには大きな本屋もあるし、立ち食いそばもあるしと、彼もその気になりました。

娘はその後も「お父さん、美術館の図書室に行ってる?」と電話でフォローをいれていました。また、地域の催しや他の美術館などの情報をネットで調べて、「これが楽しそうだよ」などと教えてくれたそうです。少しわずらわしいとも思いましたが、久しぶりに娘と話せるのはうれしいことでもありました。娘の方ではこれまで父親を放っておいたと反省しきりだったようです。

週二回図書室に通い、展示が変われば美術館も見るようにしているうちに、だんだん面白くなり、遠出をして別の美術館や博物館にも行くようになりました。娘が教えてくれた地域の催しなどに行ってみたりもしました。

やがて、何度も図書室に通ううちに常連の人と挨拶をするようになり、喫茶室で話していたら出身地が近いことが分かったりして、新しい友達も何人かできました。その友達に誘われて、区民センターでの「男の料理教室」にも行ったりと、柿田さんの行動半径はだんだん広がっていったのです。

娘がいなければ危ないところだった

家の中でも、変化がありました。柿田さんは、朝はトーストと簡単な卵料理やコンビニで買ってきたものですませ、昼や夜はコンビニ弁当やお惣菜がほとんどでした。しかも簡単な料理ですませるだけではなく、食事を取る回数も一日二食へと減っていたそうです。娘はそれも気になっていて、「簡単にできて、おいしそうだから」と、新聞に出ていた簡単なレシピと料理の材料を宅配便で送ってきました。それがきっかけで、料理もやるようになりました。考えてみると学生時代は結構自炊もしていたので、久しぶりに包丁をにぎっても、わりと「サマ」になるのです。

そうすると家の中でも何かと動いている時間が増えてきました。

気がつくと何の苦労もなく畳から立ち上がれるようになっていました。また大分体力が回復してきたようで、遠出しても疲れなくなりました。疲れや不自由を感じないので、自然と歩く距離や時間も増えてきました。そうすると欲が出てきて、もっとやろうかという気持ちになってきます。美術館に行くついでにその周囲の商店街や公園などを散歩するようになりました。

つまり生活不活発病の悪循環から良循環へと移っていったのです。

また、新たに出会った友人に釣りなどにも誘われると、これまでやったことはないことでも挑戦してみようかと、心が動きます。

同窓会で帰省した三ヵ月後に、父を心配する娘はまた家にやって来ました。柿田さんが見違えるほどに元気になっているのを見た娘は安心し、さらに新しい目標を持ってもらおうと、自分の家に遊びに来るようにすすめました。

娘の家に行くためには新幹線に乗ったり、荷物を持って長歩きしなければいけません。体力をもっとつけようと、予定がない日も散歩すること、また娘の家の近くの名所などについて図書館やネットで調べることもはじめました。

こうして柿田さんは、まるで勤めていた頃に戻ったように「気力が充溢している」と日々感じるようになったそうです。

「あの時に娘が来てくれて助かった。危ないところだったな」というのが本音の感想だとおっしゃいます。娘には照れくさくて言えないそうですが……。

2．遠隔介護予防のすすめかた

柿田さんは娘さんのはたらきかけで生活不活発病から抜け出ることができ、再び元気な生活を送れるようになりました。

いま「遠距離介護」に多くの方が取り組んでおられます。それにちなんで、柿田さんの娘さんのような場合を、私は「遠隔介護予防」と名づけたいと思います。

ここでは、遠隔介護予防の必要性・重要性を知っていただくとともに、その具体的なすすめ方をお話ししたいと思います。

介護予防とは

まず「介護予防」のことからお話しします。これは介護保険関係で使われる行政用語ですが、初めて聞くとちょっと変な感じがするかもしれません。病気やケガのような、誰がみても悪いものを防ぐことを予防と呼ぶのはいいのですが、それ自体は何も悪いことではない介護を予防する、というのには違和感があるかもしれません。

しかしこれは「もっと介護が必要になる状態を防ぐ」という意味の言葉で、次の二つの意味が含まれています。

①介護を必要とする状態にならないようにする
②介護の必要な状態の人でも、これ以上進行しないようにする

ここまでお読みいただいている皆さんなら、この両者ともに、生活不活発病対策が重要な役割を果たすとお気づきになったと思います。

家族だからできる遠隔介護予防

遠隔介護予防とは、この介護予防を、一緒に住んでいない、遠隔地から行うことです。

柿田さんの娘さんのしたことは、まさに遠隔介護予防でした。

柿田さんには生活不活発病が起きていましたが、まだ介護が必要な程度にまでは進行

していませんでした。しかし、あのままいけば、遅かれ早かれ介護が必要な状態になっていたと思います。

娘さんが、その危険性に気づき、一緒に予防・改善策を考えてくれたおかげで、そのような危険な方向への進行をストップさせ、介護が必要な状況になるのが防げたのです。

しかもそれを、柿田さんの娘さんは、実際にお父さんに会ったのは二回だけで、後は電話でやったのですから、まさに「遠隔介護予防」だったといえます。

これは、柿田さんの性格や好みをよく知っていた娘さんだからできたことです。遠く離れていても介護予防ができるというのは、家族ならではのことともいえるでしょう。しかし「相手を全面的に理解しよう」という姿勢があれば、介護などの専門家などでもできないことではありません。

柿田さんの場合、生活不活発病を防ぎ、同時に、充実した生活、生きがいのある生活を実現していくことで、親子としての、よい関係をつくることができたのは幸せなことだったと思います。

遠隔介護予防の具体的なポイント(1)：電話でもファックス、メールでも

柿田さんの場合、娘さんが直接柿田さんに会ってよく話したこと、さらに今後の生活について一緒に考え、そして、一緒に美術館に行ったという最初の行動が、重要なものでした。

また二回目の訪問を三ヵ月後にして、柿田さんの状態を確認し、生活がさらに活発なものへとステップアップするきっかけを提供できたことも有益でした。

いうまでもなく、無理でなければこのように実際に会って、状況を直接把握したり、ゆっくり一緒に考えるのがよいでしょう。

しかし、それに劣らず効果的だったのは、電話でフォローしていったことです。

もちろん遠隔介護予防は電話だけでなく、ファックスやメールでもできます。遠隔介護をする人が仕事などで日中は忙しくとも、夜中にファックスやメールを書いて送るのなら、気軽にできるでしょう。また、こうした書いたもののほうが間違いなく伝わるし、何度も読みかえしてもらえるという利点があります。ファックスは図をかいて示せるので効果的です。孫の手紙や絵に、さりげなく伝えたい内容を含ませるのも効果的でしょう。

もちろん、電話は、直接話せるので本当の気持ちが伝わりやすいでしょうから、やはり時々は電話することをおすすめします。

遠隔介護予防の具体的なポイント(2)：必要な心掛け

遠隔介護予防での心掛けをいくつかお話ししましょう。

①さりげなく促すこと

まずは、無理なく自然にやることが増えるようにすることが大切です。

たとえば柿田さんの娘さんは、ただ「美術館にちゃんと通っている?」というチェックや催促だけをしていたわけではありません。いろいろな催しの情報を知らせたり、料理の材料やレシピを送って料理がしたくなるような気にさせてきたことがよかったのです。

②質問もアドバイスもなるべく具体的に

遠隔介護予防を受ける人、この場合なら柿田さんですが、「どうしてる?」と聞かれただけでは、心配をかけまいとして、「大丈夫だ」ということが多いと思います。ですから、質問はできるだけ具体的なものがよいでしょう。たとえば美術館の場合だったら、「今週は何回行った？　絵の展示も見た？　面白い絵があった？　図書室ではどのぐらい過ごした？　面白い本があった？　疲れなかった？」などと尋ねるのがいいでしょう。アドバイスも同様に具体的であることが大事です。その時、「前よりずいぶん（時間や回数などが）増えたじゃない」などと本人の活動範囲が拡大していることを自覚してもらい、それを一緒に喜ぶような話しかけ方も効果的です。

③季節を話題にする

生活不活発病の精神・知的面での症状として、気力がなくなり、季節の移り変わりにも無頓着になることが少なくありません。たとえば、「この季節は家の近くの○○公園の桜（藤、あやめ、もみじなど季節の植物）がきれいだよ。行ってみたら？」「庭にチューリップを植えるといいよ。水をやるだけでいいんだから。こんど球根（種）を送るから」「ネットでみたら、来週土曜の夜に、家の近所の○○広場で花火大会があるよ。行ってみたら？」など季節特有のものを話題にだして、関心をひきおこすのも効果的です。

夏は暑く、冬は寒いために外出がおっくうになりがちです。服や布団の出し入れさえおっくうになっていることがあります。このような、季節の変わり目でのアドバイスは重要です。

④家での生活も大事

外出することは大事です。しかし、外にはかなり行っていても、家ではほとんど動いていないこともありますので、そのチェックやアドバイスも大事です。

柿田さんのような男性でも、慣れれば家事は面白くなるもので、最近は料理をする男性が増えています。料理をすすめるときにも具体的に「今秋刀魚がおいしいから、美術館の帰りに買ってきたら？　焼くのは直火では煙がでて嫌なら、フライパンでもおいしいから。大根おろしをつけるとぐっと味がよくなるし」などと言うとよいでしょう。

遠隔介護予防の具体的なポイント（3）：濃厚な関与が必要な時もある

遠隔介護予防では無理なく続けられることも大事ですが、一時的にせよ、かなり集中的な関与が必要な場合もあります。それは次のような状況です。

例1．定年になったあと

まさに柿田さんのような場合です。家族と一緒に住んでいれば大丈夫ともいえません。たとえば「これまで働いてきたのだからゆっくりして」と言われて何もしない生活になることも考えられます。第二の人生を十分に楽しんでもらうように、同居していない家族も含めて「生活を楽しむ」ヒントを提供することが大事です。

日本人、特にサラリーマンには「仕事が生きがい」で、退職すると生きがいを見失ってしまう人が多いといわれます。しかし新しい世代の人々は、昔のように仕事だけが生きがいとは思わなくなってきています。仕事にも生きがいを持ち、同時に自分だけの趣味も大事にする人、ライフワークを持ち、退職後こそもっとも意味のある人生が待っていると考える人たちが増えているのではないでしょうか。

望ましいのは、退職する前から趣味やライフワークを持って、退職後にそなえることです。家族からそれをうながすことも必要でしょう。

例2．一人暮らしになった時

一人暮らしになった場合は、生活の状況が激変するので、それにうまく適応するのはなかなか難しいものです。

女性が一人暮らしになった場合、家事はこれまでどおりだとしても、外に出て行くことを「遠慮」したり、不安になって閉じこもりがちになってしまうこともあります。

こういう場合、「一人になったらめっきり衰えた」と言われることも多いのですが、これを、必ず起こる避けがたいこと、亡くなった方を悼む自然な感情のあらわれ、というように考えないほうがよいと思います。

積極的に生活の仕方を変えて、一人暮らしなりに充実した活発な生活をつくることは可能ですし、「それが生き残った人の義務でもある」、と考えるべきでしょう。家族の方に遠隔介護予防でおおいに腕をふるっていただきたい時期です。

例3．病気のあと

「病気の時は安静」という思い込みから、生活動作を自分で制限してしまうことはよくあります。特に手足などの障害を起こす病気（第4章参照）では、さらに生活不活発病が加わってくることが多いものです。

こういう時こそ、周囲の方が過度の安静をとらないように、活発な生活にできるだけ早く戻るようにはたらきかけていただきたいと思います。これは遠隔介護予防でも効果が期待できます。

ただ、できればこういう時にはまず一度は直接会ったほうが良いと思います。なぜなら病気によってはそれ以前の状態と大きく変わっていることも少なくありません。また病気の状態やどのくらいなら動いてよいかを直接医師から聞いておくことで、安心して活動性を向上させるアドバイスができるからです。

例4. 生活環境の変化

引っ越したり、同居家族が変化した場合は生活不活発病が生じやすいものです。また友人が引っ越したり、亡くなられたりすることが影響する場合もあります。

例5. 季節の変わり目

季節の変わり目は要注意です。気候のよい時に夏・冬を考えて多めに外出するように心がけることも大事ですし、夏でも冬でも外出しやすいような場所を探しておくことも大事です。

これからの高齢化社会における親孝行

柿田さんのような一人暮らしの場合だけでなく、同居者がいる場合にも遠隔介護予防が必要な場合が少なくありません。同居者(配偶者など)が生活不活発病を知らないこともあります。一緒に住んでいるからこそ難しいこともあるでしょう。たとえば徐々に起きる変化に気づかなかったり、「こうしたら？　ああしたら？」と言いにくかったり、素直に聞いてもらえないこともあります。

ですから、遠距離介護が必要にならないうちに、遠隔介護予防を行うことが大事です。特に入院した時や病気になった時は、濃厚な関与が必要です。

高齢化社会が進むこれから、老父母に娘・息子がこういう遠隔介護予防をすることも、「親孝行」の一つのスタイル、と多くの人に考えるようになっていただければと思います。

第7章　病気としての生活不活発病の特徴

1.「ふつうの病気」とどこが違う？

生活不活発病には、病気とはいっても、「ふつうの病気」とは大きく異なる点があります。まず病気を起こす原因が根本的に違い、出てくる症状もかなり違います。それに伴って、予防法と改善法も全く違っています。

生き方はさまざま、原因もさまざま

生活不活発病の原因の、ふつうの病気と根本的に違う特徴は、「生活の不活発化」、すなわち「生活の仕方」から起こってくることです。

ふつうの病気は、細菌やウイルスなどの病原体や毒物が体内に侵入したり、外からの力でケガをしたり、また脳卒中や心臓病のように体の中に変化が起きることで生じてくるものです。これらはいずれも、人間の「生物」としての面における何らかの異常が原因ですが、生活不活発病は「生活」の変化から生じるという点で大きく違います。

しかもこの「生活」は、より大きく長い「人生」の一部としての生活として見てください。これまでご紹介した例でも、退職して年金生活に入る、息子夫婦との同居にともない転居するなど、人生の大きな転機がきっかけで、毎日の生活の仕方が根本的に変わって不活発になったのでした。入院だってそうです。

人生は、仕事、家族、親族、住居、地域、交友、趣味などが人によって大きく違うことからもわかるように千差万別で、毎日の生活の仕方もかなり違います。それぞれ異なる生活・人生の、いろいろな時期にいろいろなきっかけで変化が生じ、生活が不活発になったために起こる病気が生活不活発病なのです。

生活が不活発になるきっかけ

生き方は人それぞれとはいえ、生活が不活発になるきっかけには共通性があります。それをよく知っていれば、予想して防ぐこともできるし、なりかけた時に、すぐに発見し、早く手を打つこともできます。

これはほぼ次の三つに整理することができます。本書でこれまで紹介した事例を交えて説明いたします。なおここでいう「社会参加」「生活動作」「心身機能」は、人が「生きる」ことを大きく三つに分けた「生活機能」のレベルを示す大事な概念です（第10章参照）。

①社会参加の低下

・「することがない」：第6章の柿田さんのように定年退職の他、第2・第3章の村岡さんのような転居と家族との同居、第9章で述べる災害、また友人が引っ越したり、亡くなった等々の、境遇の変化による「することがない」状態です。高齢社会になった現在、こういうケースが非常に多くなっています。

・遠慮：第3章の村岡さんの場合にも、本当は家事をやりたいのにお嫁さんに遠慮して言い出せないということがありました。

・社会通念による関係者の遠慮：村岡さんのお嫁さんのように、周囲の目（社会通念）を気にして、それが結局村岡さんの社会参加の低下につながってしまうことは少なくありません。

・社会通念による社会参加の「自己制限」：同じ遠慮ですが、第9章でお話しするように「年だから動きまわるのはよくない」「災害時に遊ぶなんて」「近親者や友人に不幸があったのに」などと周囲の目を気にして、やりたいことまでしないことです。

②生活動作自体の「やりにくさ」

・病気のため：これは第4章の鶴見先生のように脳卒中による片まひや、膝の痛み等のために、生活動作自体が「やりにくく」なり、だから「やらない」という状態です。

・環境の悪化：第9章で災害の場合を紹介しますが、道や避難所、仮設住宅などの環境が不適切なために、たとえば外を歩くなどの生活動作が「やりにくい」、だから「やらない」状態です。

③生活動作の量的制限

生活動作の量的制限とは、やろうと思えばできるのに、していない状態です。

・病気のあと：プロローグの吉岡さん、第1章の工藤夫人などのように、病気がきっかけとなります。前述②の「病気のため」とは違って、その病気自体では「歩きにくい」などの生活動作の症状は出ないのに、「病気の時は安静」という「通念」にしばしばられて、必要もないのに生活動作を自分で制限してしまうことです。

・介護や支援のありかた：一見積極的に動くことを制限していないようでも、第1章の工藤夫人のように施設のなかで車いすに乗ったために歩かなくなってしまったり、「代わりにしてあげる」ような「補完的な」介護や支援によって生活動作を自分ですることが減ったりします。

・生活動作自体の「やりにくさ」（前述②）は、「やりにくいからしない」というように、この量的制限をも起こします。

・季節の影響：夏は暑く、冬は寒いため外に出ることが少なくなります。

なお、この他に、心身機能の変化が原因で生活が不活発になることもありますが、それは実は直接にではなく、以上の②③で述べた、生活動作自体の「やりにくさ」や「量的制限」を起こすからと考えるべきものです。

症状は生活動作の難しさから

次の特徴は症状についての違いです。生活不活発病では、全身のあらゆる機能の低下が起こります。

しかし、最初にでてくるのは個々の心身機能に関する症状ではなく、「生活動作の不自由さ・難しさ」です。生活動作は多くの心身機能から成り立っています。たとえ個々の心身機能の低下が僅《わず》かでも、それらの「相乗効果」としての動作の困難は早くから目立ってくるものです。

ふつうの病気なら、一つの病気が起こすのは限られた数の心身機能の症状です。たとえば、風邪ならふつう、熱・せき・のどの痛みの三つの症状がでます。胃の病気（胃炎や胃潰瘍）ならば、むねやけ・胃の痛み・酸っぱい胃液の逆流などですし、腸の病気（腸炎など）なら腹痛・下痢などです。ふつうは、こういう特有の症状を決め手として、原因となった病気を判断していきます。

しかし生活不活発病で最初にあらわれるのは、これまでご紹介したように、長い道を歩くと疲れる・外が歩きにくい・立ち上がりにくい・座っているだけで疲れる、などの生活動作の不自由・困難であり、そこがふつうの病気と大きく違います。

本人や身近な人にこそできる早期発見

また生活不活発病は「生活動作の不自由さ・難しさとしてあらわれる」ので、本人や身近な人なら、毎日の生活の中で、すぐこれに気がつくことができます。医師が診療室の限られた空間、限られた時間でみるよりも、本人・家族のほうが、日常生活の中で早く簡単に見つけることができるといえます。

そして「生活不活発病で生活動作の不自由さがあらわれる」という知識があれば、早期に対策をたてて、解決することができます。まさに理想的な「早期発見・早期解決」であり、プロローグでお話しした「水際作戦」です。

これは、第6章の柿田さんの場合がいい例です。お嬢さんには生活不活発病についての特別の知識はなかったけれど、以前の、活発で元気なお父さんの姿を知っていたために、現状の、

①お父さんの生活が不活発になって、

②「体がなまってきている」(体の不自由がでている)こと

に気づきやすかったのだと思います。

しかし、生活不活発病が「ふつうの病気」らしいあらわれ方をしないため、病気だと

気づかれないことが多いのです。生活動作の不自由さを「年のせいだ」などと思ってしまい、病気だとは思わず、病院にも行かず、人に相談もしないので、解決が遅れたり対策がなされないまま、という危険もあります。

また残念ながら現状では、医療や介護の専門家にも、生活不活発病についての正確な知識がまだ常識とまではなっておらず、気づくのが遅れがちです。

それは、患者さんの生活に重きをおいて考えたり、また指導したり一緒に工夫する専門家が少ないこととも関係しています。

私がこの本を書いたのは、生活不活発病になる危険のあるすべての方に読んでいただきたいことが一番ですが、実は同時に専門家にもぜひこの問題についての認識を深めていただきたい、という願いもこめています。

薬よりトレーニングより生活の変化を

生活不活発病の第三の特徴は、予防と改善の方法にあります。

ふつうの病気と違い、予防・改善の基本は薬や注射ではありません。「生活を活発にする」こと、つまり原因である生活の不活発化を予防・改善することが基本です。「どういう生活をしているのか」という「生活のあり方」を変えていくことが必要です。そして次に、生活動作の不自由さに対しては、「難しくなったと感じる生活動作そのものに直接はたらきかけて、うまくできるようにすることが基本」と考えましょう。

これは「難しくなったと感じる生活動作のもとになった機能低下を改善する」ということとは全くちがいます。たとえば、「歩きにくいのは足の筋力が落ちたのだから、機械を使った筋力トレーニングで筋力を強めよう」、「いや、足だけでなく全身の筋力が落ちてきたのだから、体操が大事」などという考え方ではないのです。

いま「生活不活発病」という言葉だけは普及しはじめてきました。しかし、その「改善法」としては、ふつうの病気の考え方にとらわれて、このような「個々の心身機能の症状（機能低下）の治療」だけを考えていることが少なくありません。

しかしこれは基本的なところに問題があります。

①根本の原因である「生活の不活発化」に立ち向かっていないこと
②全身の機能が低下しているのに、特定の症状のみを対象としていること
③「生活動作の不自由」を直接よくする方法がある（第5章参照）のに、それに取り組

んでいないこと

以上の三点が問題となっています。

筋トレや体操が対象とする筋力というのは「生活動作の不自由」を起こしている、多数の低下した機能のうちのたった一つに過ぎません。ですからそれだけを強めたのでは効果は限られています。多少効果があったとしても、根本的な対応ではないので、ちょっとしたきっかけで再発しやすいはずです。

このような特定の症状への取り組みは、生活不活発病の理解が不十分だというだけでなく、「すべて病気は心身機能の異常から起こる」という固定観念が影響していると思います。この点は第10章で詳しく述べます。

それぞれが充実した生活を考えることが大切

生活不活発病の予防・改善の基本である「生活を活発にする」最適な方法は、その人らしい（個性に合った）「充実した生活」を楽しむことで、活発な生活をつくっていくことです。それが無理なく一番長続きのする方法であり、結局は一番効果的だからです。

「生活を活発にしなければ」という義務感や努力感からではないのです。

実はふつうの病気の場合も、病気を治す目的は充実した生活を送れるようにすることですが、生活不活発病ではその目的自体を達成することが、予防・改善の基本手段でもあるのです。

この「充実した生活」は人によって違います。ですから「どういう生活をつくっていくのか」を決めるにはご本人の積極的な関与が必要です。また本人のことをよく知っている家族や友人のアドバイスも有益です。

2. 生活不活発病の症状

生活不活発病であることの早期判断の決め手はあくまで、次の二つです。

①生活が不活発なこと（原因）
②生活動作の困難が最初にでてくること（症状）

Ⅰ．全身に影響するもの	Ⅱ．体の一部に起こるもの	Ⅲ．精神・神経のはたらきに起こるもの
1. 心臓のはたらきの低下 2. 起立性低血圧 3. 胃腸のはたらきの低下 a. 食欲不振 b. 便秘 4. 疲れやすさ など	1. 関節の動きの制限（拘縮） 2. 筋力低下・筋萎縮 3. 骨萎縮 4. 床ずれ（褥瘡） 5. 静脈血栓症 →肺塞栓症 など	1. 知的活動低下 2. 感情が鈍くなる 3. 周囲への無関心 4. 「うつ」状態 など

表1　心身機能にあらわれる生活不活発病のさまざまな症状

しかし、心身機能にあらわれる個々の症状を知っていることも有益です。

その主な症状を表1に示していますが、生活不活発病では、すべての心身機能が多かれ少なかれ低下するのですから、とても全部はあげきれません。

ですから、この表には、比較的よく知られているもの、また逆に、ちょっと考えたのでは「なぜ生活が不活発だとこれが起こるのか？」が分かりにくいために別な病気だと考えてしまう危険が大きいものを中心にあげています。このほかにも症状はたくさんあります。

なお、「この表のような症状がないから生活不活発病ではない」とは考えないでください。個々の心身機能の前に生活動作に問題が出てくるのがこの病気の

「基本の基本」なのですから。

体の一部に起こるもの

表1のⅡ「体の一部に起こるもの」には、比較的よく知られているものや分かりやすいものも多いので、こちらから先に説明します。①「関節の動きの制限（拘縮）」と、②「筋力低下・筋萎縮」については、第4章の鶴見先生のところでご説明しました。この二つはよく知られています。

③「骨萎縮」

骨萎縮は第4章でも触れましたが、「骨も使わないと弱くなる」ということです。これは宇宙医学でも大問題になることなので、そこでご説明します（第8章参照）。

④「床ずれ（褥瘡《じょくそう》）」

床ずれは、「寝たきり」、特に自分で寝返りがうてないような状態で起こりやすいものです。皮膚と皮下組織のなかの毛細血管は、自分自身の体重を受けるといった程度の少しの圧迫で血流が止まってしまいます。それが二〜三時間続くと、その部分の組織は酸素不足になり、壊死《えし》（組織の死滅）を起こし、崩れてきます。

ふつうは眠っていても寝返りをするので防げているのですが、全身のまひや、昏睡状態では腰や背中に床ずれが起こりやすく、介護者が気をつけて寝返り（体位変換）をしてあげる必要があります。また、下半身まひのある人が長時間車いすに乗る場合も注意が必要です。

⑤「静脈血栓症→肺塞栓症」

まず、長い時間同じ姿勢をとると、静脈の中の血液の流れが悪くなり、静脈の壁の内側に血液が固まったもの（血栓）がくっつく静脈血栓症が起きます。その血栓がはがれて流れ、心臓を通り越して肺の血管をつまらせること（肺塞栓）があります。大きな血栓で塞栓を起こすと生命の危険もあります。

静脈内の血液の流れは、全身、特に足の筋肉が収縮することで促進されているので、足を動かさないことも原因になります。

全身に影響するもの

この項では、表1のⅠに戻って「全身に影響する」症状を見てみましょう。知られていないものが多いのですが、実は大事なものばかりです。しかも「使わない機能は弱る」という一般論では納得しにくく、そのため別な病気と思われやすいものも多いので、これらがなぜ起こるか、そしてどう対処すればいいかを知ることが大事です。

①「心臓のはたらきの低下」

手足の筋肉がはたらくには酸素や栄養素が必要で、それを供給するのは心臓が送り出す血液です。ですから、手足の運動に伴って、心臓はふつう以上にはたらかなければなりません。逆に、生活が不活発になって、体の動かし方が少ないと、心臓もがんばってはたらく必要がなく、いわば「怠けて」しまいます。そして、心臓が一回脈打つ時に送り出す血液の量（一回心拍出量）が少なくなっていきます。

そうなってから、急に活発な運動をしようとすると、心臓は（一回に送れる量が少ないので）速く脈打つことで対応しなければならず、ドキドキした感じで、疲れやすくなります。これは高齢者だけでなく、若い人でも起こることが証明されています（第8章参照）。

②「起立性低血圧」

昼間も横になっていることが多い状態が続いた後に急に立ち上がろうとすると、血圧が下がり、目まいがしたり、気分がわるくなることがあります。これを起立性低血圧といいます。この症状は「立ちくらみ」に似ていますが、それよりはるかに強く、すぐ横にならないと吐いたり、意識を失うことすらあります。

なぜ、生活が不活発だとこのようなことが起こるのでしょうか。それは次のような理由によるものです。

血液には重さがあるので、人間が立った時、自然の法則にしたがえば全身の血液は下半身に行ってしまい、血圧が下がり、上半身、特に一番大事な脳には行きにくくなります。

そうなったら大変ですから、人間の体はそれに対応できるようになっています。立ったり歩いたりする時には、下半身(足と腹部内臓)の血管を収縮させ(細くし)、血液の流れに対する抵抗を高めて血圧を保ち、上半身、特に脳に血液が十分行くようにしています。脳が指令を出して、立ち上がろうと思った時にはすでに下半身の血管を収縮させているのです。それに加えて、血圧を高めるようなホルモンも出ます。このおかげで起きているかぎり、脳への血液供給が保たれています。

ところが横になっている状態では、頭も足も同じ高さですから、このはたらきは必要ありません。そうして使わないはたらきは衰えていくのです。高齢者では、一ヵ月以上、一度も起きずに寝てばかりでいれば必発といわれていますし、それを防ぐには、一日最低四時間は座っていることが必要だともいわれています。

急にこの症状が出た場合は、すぐに横になって足を高く上げることが効果的です。

一度起立性低血圧になったからといって、怖がって起きるのをやめるのではなく、起立性低血圧にならずに座っていられる時間をのばす工夫をすることが大事です。一回の座る時間は短くして、その代わり座る回数を増やすのもいい方法です。これも「少量頻回訓練」(プロローグ参照)です。

注意が必要なのは、この起立性低血圧は、急に起きた時以外にも症状が出ることです。起きて座った初めのうちはよいものの、その時間が長くなると徐々に血圧が下がってくる(そのためにとても疲れた感じになる)というかたちであらわれることもあります。「とても疲れる」時にはこれも考えてみる必要があります。

宇宙医学でも、無重力状態での宇宙滞在が長くなると、地球帰還後に起立性低血圧になることが大きな問題になっています（第8章）。

③「胃腸のはたらきの低下」

腸の運動は全身の運動に連動する面があるので、生活が不活発になると便秘になりやすく、さらにそれが食欲不振を起こします。

④「疲れやすさ」

「最近疲れやすくなった」「年のせいかな」「血圧のせいかな」などと思った場合には（もちろん何らかの病気による場合もありますが）、生活不活発病を疑って、ご自分の生活が不活発になっていないかどうかを、振り返ってみる必要があります。

「疲れやすさ」はさまざまな生活不活発病の症状の複合（同時にはたらくこと）で起こってきます。心臓のはたらきや、血圧の調節機能の低下（徐々に起こってくる起立性低血圧）、筋肉の、特に耐久性の低下などです。

精神・神経のはたらきに起こるもの

生活が不活発になると、体だけでなく、精神・神経のはたらきにもいろいろな問題が起こります。

体を動かす時には、「どの筋肉がどうはたらいているか」という報告が脳に送られてきます。脳はそれをモニターしながら正確な運動をするように筋肉に指令を出しています。目や耳、皮膚からの感覚もそれに協力しています。このように体を使う時には脳も使い、活性化しているのです。ですから体を使わなくなると、脳への刺激が少なくなります。

それに加えて不活発な生活では、精神的な刺激も少なく、頭を使うことも少なくなります。それによって知的活動が低下し、まるで認知症のような状態になることさえあるのです。これは本当の認知症と違って、回復の可能性があります。生活が活発化すると、急速によくなることが少なくありません。また、認知症の方に生活不活発病が加わって一見認知症が進んだようにみえることもあります。この場合も生活の活発化で改善をはかることができるのです。ですから、これらを単純に「ボケた」とかたづけず、生活不活発病の可能性を考えることが大事です。

また、周囲のできごとに無関心になったり、喜怒哀楽などの感情が鈍くなったり（感情鈍麻《どんま》）、うつ的な状態になることもあります。もちろんこれらも改善の可能性のあるものです。

以上、生活不活発病のさまざまな症状について主なものをみてきました。紙幅の制限で略したものも多いのですが、非常にバラエティがあり、広い範囲にわたるものだということはご理解いただけたと思います。

繰り返しになりますが、このような心身機能の症状がはっきりあらわれていないからといって生活不活発病ではないとはいえません。この病気の基本は個々の心身機能の前に生活動作に問題が出てくることなのですから。

第8章　生活不活発病研究の歴史

1．生活不活発病研究の「前史」

変わり者の医者の思い付き？

生活不活発病が医学の世界で注目をあびたのは第二次世界大戦後のことです。しかしそれには興味深い「前史」がありました。その第一のものは、大戦中の短期間に「アメリカ医療の面貌《かおだち》を一変させた」と評された「早期離床・早期歩行」の運動です。

この運動の起源は一九三八年にさかのぼります。この年、アメリカの外科開業医のダニエル・J・ライトハウザー博士は面白い経験をしました。

それは三十八歳の虫垂炎（盲腸）の手術を受けた男性の患者さんに起きたことでした。当時はアメリカでも虫垂炎手術後一～二週間は入院して静かに寝ているという、「安静第一主義」が普通でした。しかし、この患者さんは仕事の都合でどうしてもすぐ家に帰りたい、と言い張り、手術がすむとその日のうちに退院してしまったのです。

ところが経過は意外によく、抜糸（傷口を縫い合わせた糸を取ること。普通一週間後）の前に、仕事を含め全く普通の生活に戻ることができたのです。

実はライトハウザー博士は以前から「安静第一主義」にひそかに疑いをもっていました。それで、この患者さんの例に勇気付けられて、その後の虫垂炎の患者さんには、手術後は寝ていないで、ベッドを離れて歩き、普通の生活をするように指導しました。その後の経過も非常によかったので、さらに対象を拡げ、結局大手術を含めたすべての腹部手術後の患者さんに早期離床・早期歩行を指導するようになりました。

その結果はおどろくべきものでした。早期離床・早期歩行した患者さんは、それまでの安静第一主義の場合に比べ、体力低下が少なく食欲も盛んで、なんと手術の傷の治るのまで早かったのです。

この時代にはライトハウザー博士以外にも、同じように安静には害があるのではないかと考えて、早期離床・早期歩行を試み、いい結果を得ていた医師が少なからずいました。しかし、それらは変わり者の医者の、風変わりな思い付き程度にしか見られておらず、やはり「病気なら安静」という考え方が深く根付いていたのです。

認識を一変させた人手不足・病院不足

そのような空気を一変させたのが第二次世界大戦の勃発です。医師の多くは召集され、病院も軍の病院に転用されたり人手不足で閉鎖されたりして、病床が不足するようになりました。その時、半ば必要に迫られて、しかし一方ではライトハウザー博士をはじめとする先人たちの主張が思い出されて、手術の翌日、あるいは出産の当日に起きて歩かせ、早く退院させるということがアメリカ全国で試みられるようになりました。

そしてそれが有害どころか、むしろ回復を早めるのだと多くの医療関係者が体験しました。はじめは新しいやり方に驚いていた患者さんや家族にも、その良さが理解されるようになったのです。

こうして、戦争が終わった時にはアメリカの医療の基本的な姿勢は一変していました。外科や産科だけでなく、内科でもどの科でも、「安静第一主義」は影をひそめました。病院でも家でも、「病気だから」といって寝ているのではなく、起きて歩き、普通の生活をしたほうが回復のためにいい、ということが徹底されたのです。これは間もなくヨーロッパ諸国にも伝わりました。

早期離床だけでなく早期歩行も

このような考え方・やり方を「アーリー・アンビュレーション（early ambulation）」（早期歩行）といいます。しかし、日本ではこれまで、なぜか「早期離床」と訳されてきました。しかし「離床」だと、「寝ていないこと」だけですから、座っているだけでもよいことになってしまい、いかにも消極的です。そこで、少しくどいかもしれませんが「早期離床・早期歩行」と呼びたいと思います。

戦後の日本にはペニシリンやストレプトマイシンをはじめ、戦争中に発達した欧米の新しい医療技術が怒濤のように入ってきました。また多くの医療関係者が留学し、貪欲に新しい技術を学んで持ち帰ってきました。しかし、この「早期離床・早期歩行」は、あまりにも根本的なことだったからかもしれませんが、とても残念なことにほとんど注目されず、わが国の医療には、一部の外科や産科をのぞけば、根付きませんでした。「病気の時は安静第一」という、「誤った常識」が、欧米では一掃されたのに、日本では生き残ってしまったのです。

「安静の害」と「寝たきり」実験

「前史」の第二は、第二次大戦中のアメリカで、傷病兵の医療に関連して臨床的研究が行われ、「安静には害がある」ことが科学的に証明されたことです。

たとえば、内科出身のハワード・A・ラスク博士が指導して、ミズーリ州のジェファーソン空軍基地の病院で三年がかりで行った研究は有名です。これは比較試験で、六四五人の肺炎の傷病兵を二つのグループに分け、一方は従来の「安静第一」のやり方で、他方は検査値がある程度よくなったら、起きて活発な生活をする体力再建プログラムを開始して、その最終結果を比較したのです。

その結果はおどろくべきものでした。活発な生活をしたグループでは「安静」のグループと比べ、入院期間は三分の二と短くてすみ、再発した人の率は何と十分の一だったのです（この時代はまだ抗生物質がなく、ペニシリンですら品不足で、再発が多かった時代でした）。

青年においてさえ、安静は有害で、活発な生活が有益なことが証明されたのです。

この時期には「安静の害」についての、もっと基礎的な研究もいろいろと行われました。次に、こうした研究の中で代表的なものをご紹介しましょう。

若い健康な良心的反戦者（兵役を免除される代わりに市民への奉仕の義務がある）数人がボラ

ンティアとして参加して、六週間の絶対安静の生活をしたのです。

これは二十四時間の完全な「寝たきり」状態で、手足を動かすのは厳禁。寝返りはさせてもらう、食事でさえ食べさせてもらう、といった徹底したものでした。

その結果はおどろくべきもので、安静をとるとただちに、骨から溶けて出てくるカルシウムと、筋肉（のたんぱく質）が分解して出る窒素とが尿の中に増え始め、安静が終わるまで増え続けたのです。心臓のはたらきも低下し、絶対安静六週間後には、安静前のテストと同じだけの運動量では、脈拍数（心臓が脈打つ回数）は三割増しになるほど早く拍動するようになりました。これは、安静にしていれば心臓を激しくは使わないので、心臓が一回拍動するごとに送り出す血液の量（一回心拍出量）が少なくなってしまい、運動のためには拍動する回数を増やさなければならなくなったわけです。

しかもこのような、失った分のカルシウムや窒素を取り戻し、心臓のはたらきが元に戻るには、安静をやめてふつうの生活に戻ってから、安静の期間とちょうど同じ六週間が必要でした。

実は、若い人だからこのぐらいの期間で回復できたのであって、中高年の人では、回復にはもっと時間がかかることが、その後の研究でわかっています。

2. 第二次世界大戦後の「生活不活発病」概念の確立

「廃用症候群」の誕生

このような前史をふまえて、大戦後まもなく、生活不活発病が医学界全般で注目され、その予防が大事だという認識が定着するようになりました。

はじめはいろいろな呼び方が提案されました。「運動不足病」も有力な候補でしたが、手を広げすぎ、運動不足による肥満なども含めてしまったため、内容があいまいになり、結局は広まりませんでした。

そのほか、「デコンディショニング」というのも有力でした。これはもともと主にスポーツ関係で用いられてきた用語です。スポーツ選手がよく練習して、体調(コンディション)をよくする(あるいはよい状態に保つ)ことをコンディショニングといい、逆に体調を崩すことをデコンディショニングと呼ぶのですが、その転用といえます。

その他「不活動の影響」「不動の悪影響」「不動化の身体的影響」「安静の害」「不使用の帰結」など、さまざまな表現が使われてきました。

しかし少なくともわが国では「廃用症候群」という言葉が定着して、よく使われてきました。ただ「廃用」という言葉には後に述べるような問題があり、そのため最近は「生活不活発病」と呼ぶようになってきています。

日本での「矮小化」

実は生活不活発病と大戦直後のアメリカで「独立」したリハビリテーション医学（一九四七年に専門医制発足）とは深い関係があります。

先にご紹介したラスク博士は、戦後ニューヨーク大学にリハビリテーション医学研究所を創立し、「リハビリテーション医学の父」といわれた方です。私事ながら私もニューヨーク大学を訪問し、晩年のラスク博士にお会いしたことがあります。彼の主導したリハビリテーションは非常に生活を重視したもので、日本で「機能回復のための訓練」と、とても狭く、偏って理解されているものとは大きく違ったものでした。

その第一の特徴は生活動作での自立を非常に重視したことです。それも歩行や身の回りの動作（日常生活動作、ＡＤＬ）だけでなく、炊事をはじめとする家事動作全般や職業的な動作まで範囲を広げて考え、具体的な手厚い指導をしていました。

そのような立場からは、生活不活発病の予防が重視されたのは当然でした。第4章でみたように、手足の不自由（機能障害）があると生活が不活発になりがちで、そのままだと生活不活発病という新たな不自由が加わってしまいます。特に脳卒中や脊髄損傷のような、かなり重い障害が急に起こった直後にはこういったことが非常に起こりやすいのです。

しかしラスク博士たちは、そのようなリハビリテーションの初期だけに注目していたわけではありません。実は社会に戻るまでの、学業や職業訓練などをふくめた総合リハビリテーションの全期間、さらに障害のある人が社会生活を順調に続けていくためには、絶えず生活不活発病の予防に気をつけていく必要があると考えました。そのため患者教育に力を入れ、生活不活発病予防・改善の知識をはじめ、「障害があっても人間らしく内容豊富な生活・人生を生きる」ためのノウハウが詳しく教えられていました。

日本にもリハビリテーション医学とともに生活不活発病についての知識はかなり入ってきました。ところがリハビリテーション自体が「医学・医療だけのもの」、しかも

「手足の不自由を治す」もので、生活・人生までは考えないものとされがちなことと関連して、生活不活発病も非常に狭く捉えられがちになりました。

生活不活発病は、脳卒中や脊髄損傷の初期（急性期）の、自力では全く動けない時期には注意しなければならないが、それを過ぎればあまり心配しなくていいもの、まして社会復帰した後には起こらないだろう、と軽視され、患者さんに説明することもほとんどされていないのは残念なことです。

3. 宇宙医学との密接な関係

無重力状態は寝たきりと同じ

宇宙時代に入って、生活不活発病の知識と研究は医療以外の思わぬところで大きく役立つことになりました。それは宇宙医学への貢献です。

宇宙時代の幕開けをかざった人類最初の有人宇宙飛行は、一九六一年四月の、ソ連

(現ロシア)のユーリ・ガガーリンのボストーク1号でした。これは二時間弱で地球を一周しただけのものでしたが、「地球は青かった」というガガーリンの言葉が有名になりました。

アメリカははじめ出遅れましたが、次の年の二月のフレンドシップ7号(地球を五時間弱で三周した)で追いつき、その後、両者とも宇宙滞在時間をどんどん延ばしていきました。特に一九六九年七月のアメリカのアポロ11号の月面着陸は画期的でした。

ところが、少し宇宙滞在時間が延びると問題になってきたのが無重力状態の悪影響です。たとえばジェミニ4号(一九六五年六月)は僅か四日間の宇宙飛行だったにもかかわらず、二人の宇宙飛行士の両方に、尿中のカルシウム排泄の著しい増加と、踵の骨(全身の骨の代表として測定)のカルシウム量の九%もの減少が見られました。

そのため、これにどう対応するかが緊急に検討されました。その結果、わずか半年後のジェミニ7号(一九六五年十二月)では、特別の運動と食物中のカルシウムを増量することで、十四日という長期の飛行だったにもかかわらず、踵の骨のカルシウムの減少を三%に抑えることができました。

しかしその後宇宙滞在はますます長期化し、数ヵ月にも及ぶようになると、宇宙滞在の弊害がいっそう明らかになってきました。

少し考えただけでも分かることですが、宇宙空間での無重力状態では、血液でも何でも「重さ」というものがなくなっています。つまり、人体にとっては、血液の循環に関する限りは第7章で述べたような、脳による血圧調節がいらない状態、つまり徹底した「寝たきり」といっていい状態です。

数週、数ヵ月の宇宙滞在というのは、それだけの期間をいわば完全な「寝たきり」の状態で過ごすことになります。その結果、血圧調節の働きは弱ってしまい、地上に帰還すると、ひどい「起立性低血圧」の状態となります。そのため地上に帰還してしばらくの間は、空気圧で下半身を圧迫して、血液が下半身にたまって脳に行かない状態を防ぐ特殊な加圧スーツを着るなど、いろいろな対策がとられています。

無重力状態の害は筋肉にも心臓にも骨にも

無重力の害は血圧調節だけではありません。重力がないと物を持ち上げて動かすにも、自分の体を動かすにも力はごく僅かしかいりません。下手に強い力を入れて、たとえば壁や机などを押したりすると、反作用で自分の体が逆方向にふっとんでしまうおそれがあります。ですから、筋肉をごく僅かしか使ってはならないわけです。こうした状態が続くと、筋肉が使われずにやせ細ってしまいます。

無重力状態は心臓にも影響があります。さきほどもお話ししたように、無重力は「寝たきり」同様の状態ですから血圧調節の必要がなく、心臓のはたらきはそもそも少なくてすんでいます。その上、手足の筋肉も強い力を出す必要がないので、その分の血液を供給する必要もありません。これらがあいまって、心臓はとても「楽」な状態になります。こういう状態がつづくと、心臓が一回脈打つ時に送り出す血液量が減ってくるのです。これも地上に帰ってから困ることです。

骨は本来体重を支えたり手足を動かして物にはたらきかけたりするものです。そのため、使えば使うほど（骨に力を加えれば加えるほど）骨成分をつくる代謝が活発になり、丈夫になります。ところが無重力状態では、体重を支える必要がないし、重いものを持ったり動かしたりすることもないので、骨成分は分解されて減っていきます。宇宙飛行の初期のジェミニ4号のときに、僅か四日で骨のカルシウム分が九％も減ったのはこのためです。

以上述べたような、筋肉（心臓の筋肉も含め）や骨が弱ることは、宇宙飛行中に毎日抵抗に抗した運動などをすることでかなり防ぐことができます。そのためにどういう運動プログラムがもっともよいのかが、宇宙医学の重要な研究テーマです。

4.「廃用症候群」から「生活不活発病」へ

「廃用症候群」は正しいのか

実は「生活不活発病」は、アメリカのリハビリテーション専門医であるハーシュバーグ博士が、はじめディスユース・シンドローム（disuse syndrome）と名づけたもので、日本ではこれを訳して、学術用語としては廃用症候群と呼ばれてきました。

「廃用」とは「用を廃した」、つまり「使わなくなった」ということです。

「症候群（シンドローム）」とは、一つの共通の原因から、いろいろな症状や徴候、それも、互いには関係のなさそうなものが、さまざまな組み合わせで起こってくることをいいます。廃用症候群とは廃用（心身の機能の不使用）という共通の原因から、さまざまな心身の機能の低下が起こってくるという意味です。

しかし廃用症候群という言葉にはいろいろ問題があり、最近は生活不活発病の方が一般に使われるようになりました。実はこの名前は、私が初めて提唱して、広く使っていただけるようになったものです。その経緯をご紹介しましょう。

辛く不愉快なことば

私は廃用症候群について、その発生を予防するにはどうしたらよいか、起こってきた時にはどうすれば「よく」できるかを、一人ひとりの患者さんによく説明するようにしてきました。同時に、そういう指導の正しさを確認し、指導内容をより綿密にするために、多くの患者さんについての臨床研究も行ってきました。

しかし、年を追うごとに、廃用症候群という言葉を使うことに気が進まなくなってきました。私はふつう、患者さんに病名などを紙に書いて説明するのですが、廃用症候群ばかりは、書いてお見せするのが気が重く、口頭だけの説明になりがちでした。

しかし、「はいよう」と聞いてもわかりにくいので、しばしば「どういう字を書くんですか?」と尋ねられます。仕方なく書いてお見せすると、多くの方が「廃棄物の

『廃』ですか……」と絶句されます。何もおっしゃらない方でも暗い表情になることが多いし、後で看護師さんなどに「あの文字を見せられた時はショックだった。ただでさえ落ち込んでいる時にあの『廃』の字を見せられて……」と言われる方が多かったようです。やはり、とても不愉快な用語なのです。

このほかにも「廃用症候群」ということばには問題があります。

まとめると、それは次の三つの理由です。

①「はいよう」という言葉を耳で聞いても、漢字が頭に浮かばず、分からない
②説明を聞いて「はい」が「廃」だと分かると、とたんに「廃人」「廃業」「廃棄物」などを連想してしまい、不愉快になる
③この病気は「用を廃した」、つまり「全く使わなくなった」時にだけ起こるのではなく、「使い方が減った」だけでも起こるものなのに、それを正しく示していない

この③の理由は、①、②以上に重要な根本的なことです。「廃用」という言葉は、不愉快なだけでなく、学問的にも不正確な、誤解を招きやすい用語なのです。

「健康で活力ある長寿社会」のコンセプトへ

こうして、私は「廃用症候群」という言葉を別の言葉に変えて、本当に大事なことが正確に患者さんに伝わるようにできないか、と考えるようになりました。

しかし定着した学術用語を変更するなどという大それたことには、なかなか踏み切れません。それで、世の中の流れとして、「痴呆」が「認知症」へ、「精神分裂病」が「統合失調症」へ、などと名称が変更され、定着してきたこともあり、思い切って「生活不活発病」という名称を提案したのです。

この名称を考えたのは、次の三つの理由からでした。

①生活のあり方・仕方に関係があるので、「生活」を使っている
②不活発なことが原因であることがわかりやすい
③不活発なことが原因で、「不」をとって活発にすることが予防・改善のポイントであることを理解してもらう

医学用語全般がそうですが、難しい、分かりにくい言葉をできるだけ減らしていくのが、「当事者中心」「当事者参加」の医療として大事だと思います。その点「生活不活発病」という言葉は、耳で聞いただけで意味が分かるし、「原因は生活が不活発なこと」ということから、どうすれば解決できるかの方向性も感じ取れます。幸いこの言葉は大分理解され、公的にも使われるようになってきました。

このように、生活不活発病は、手術後の「安静の害」という、いわば医学の片隅の問題として、つつましくデビューしましたが、リハビリテーションをへて、宇宙医学に貢献するようにまでなったのです。そして今や「健康で活力ある長寿社会」をつくるためのキーコンセプト（鍵概念）となったと思います。

第9章　善意の支援が生活不活発病を生む？

「僕たちの仕事ですから」

新潟県中越地震（二〇〇四年）の時に見た光景です。

広い体育館の避難所での昼食時、床に座っている被災者にボランティアさんが食事を配って歩いていました。すると、被災者の高齢の男性が、「手伝いましょう」と言って立ち上がり、手を伸ばそうとしたのです。しかし、ボランティアさんは「これは僕たちの仕事ですから」といって、食事がのったトレイを遠ざけてしまいました。高齢男性はすごすごとしゃがみこむほかありませんでした。

これは災害時に限らず、あらゆる「支援のありかた」を象徴するようなエピソードです。この章では、災害時に見えてくる問題点を通じて、平常時にも共通する支援のありかたの問題を考えてみたいと思います。

1．災害時には生活不活発病が同時多発

元気な高齢者の三割に歩行困難が発生

災害時に生活不活発病が同時多発することが初めて確認されたのは、前記のエピソードがあった、二〇〇四年十月に発生した新潟県中越地震の時のことです。

私は地震発生の直後に現地に入り、実態把握や支援につとめました。その一環として、六ヵ月後に長岡市と新潟県の協力を得て、避難勧告地域の六十五歳以上の高齢者二〇六六人全員に調査を行い、一七八五人（八六・四％）から回答を得ました。その結果は調査を企画した私自身もおどろくほどのものでした。

回答者のうち一六二六人は、地震前には介護保険の要介護認定を受けていない、つまり大きな不自由がなく、介護を必要としない「元気な」高齢者でした。しかし地震後には何とその三割（三〇・六％）の方が地震前よりも歩くことが難しくなっていたのです。そして六ヵ月たった後でも、そのうちの三分の一以上（三六・一％）、全体でみれば約一割（一一・〇％）の方がまだ回復していませんでした。これは避難所や仮設住宅を利用した人だけでなく、ずっと在宅生活を送った被災者にも起こっていました。

要介護認定を受けていた介護の必要な高齢者（一五九人）、すなわち、すでになんらかの生活動作の制限をもっていた人では、さらに多く、三分の二（六六・〇％）の方が震災前より歩くことが難しくなりました。そして、そのうちの約三分の二（六一・〇％）、全体でいえば四割（四〇・三％）が六ヵ月後にもまだ回復していなかったのです。

このように、災害後に生活上の動作が難しくなる原因は何でしょうか。災害でケガをしたり、避難所生活のストレスで病気になったり、それまでの病気が悪化したりしたせいではないかと思われるかもしれません。

しかし、何が影響しているかを統計学的な手法を使って分析してみると、最も大きく影響していたのは「日中活動性の低下」でした。日中の生活の活発さが地震前よりも低下したことです。すなわち「生活不活発病」が最大の原因だったのです。

その後、平成十八年豪雪（富山県南砺《なんと》市、二〇〇六年）、能登半島地震（二〇〇七年）、高波（富山県入善町、二〇〇八年）等の災害時にも、それぞれの自治体のご協力を得て調査を行い、同様の生活機能低下の同時多発を確認しました。このようなデータを示して、その予防・回復対策の必要を訴え、いろいろと反響もあったのですが、そのような認識が十分浸透しないうちに東日本大震災（二〇一一年三月十一日）をむかえ、大規模・広範囲な生活機能低下の発生を許してしまったのは残念なことでした。

長期化している生活不活発病

東日本大震災では、一ヵ月後に仙台市の避難所で、そして二ヵ月後に宮城県南三陸町で生活不活発病が発生したことを確認しました。生活不活発病はこのように早期から出現するのです。

そしてその後、七ヵ月目に南三陸町で全町民を対象にICF（国際生活機能分類、第10章参照）にもとづく生活機能の実態把握調査を行いました（回答者一万二六五二人、回収率八三・九％、高齢者では九〇・一％）。その結果はおどろくべきもので、要介護認定を受けていなかった元気な高齢者三三三一人の四分の一近く（二三・九％）が、震災前よりも歩くことが難しくなったままだったのです。

調査時の住居の種類による違いも大きく、応急仮設住宅ではほぼ三割（町内三一・八％、町外三〇・二％）、自宅生活者でも、直接的な津波の被災地で二一・三％、直接被災していない地域でも一四・三％が、七ヵ月後でも歩くことが難しいままでした。仮設住宅で起きやすいだけでなく、自宅で生活している人にも、しかも津波の直接的な被害のなかった場所でも起こっていることは注目すべきことでしょう。

なお、要介護認定を受けていた人や障害のある人（手足の不自由、聴覚・視覚不自由などの身体障害、知的障害、精神障害など）では、元気な高齢者以上に歩行困難な状態が続いていました。また、歩行以外の身の回り動作といった生活動作にも低下がみられました。岩手県大槌町と山田町でも同様の調査を行うと、同程度もしくはそれ以上の低下が認められ、他の被災地の多くでも同様のことが生じていると考えられました。

そして、発災一年七ヵ月後に南三陸町の四十歳以上の全町民で生活機能調査を行うと（回答者八七六七人、回収率九三・〇％、高齢者は九七・四％）、要介護認定をうけていなかった高齢者三六八〇人の二九・一％が歩行困難が回復しないままであるなど、発災七ヵ月後の時点よりも状況は悪化していました。すなわち七ヵ月を過ぎてからの一年間にあらたに低下した人が発生していたのです。大槌町の調査でもほぼ同様でした。

生活が不活発になった本当の理由

このような生活機能低下の主な原因は、これまでと同様に生活不活発病でした。

「生活が不活発になった」理由をきくと、最も多いのは「家の外ですることがなくなった」こと、次いで「家の中ですることがなくなった」こと（仮設住宅生活者に多い）、そし

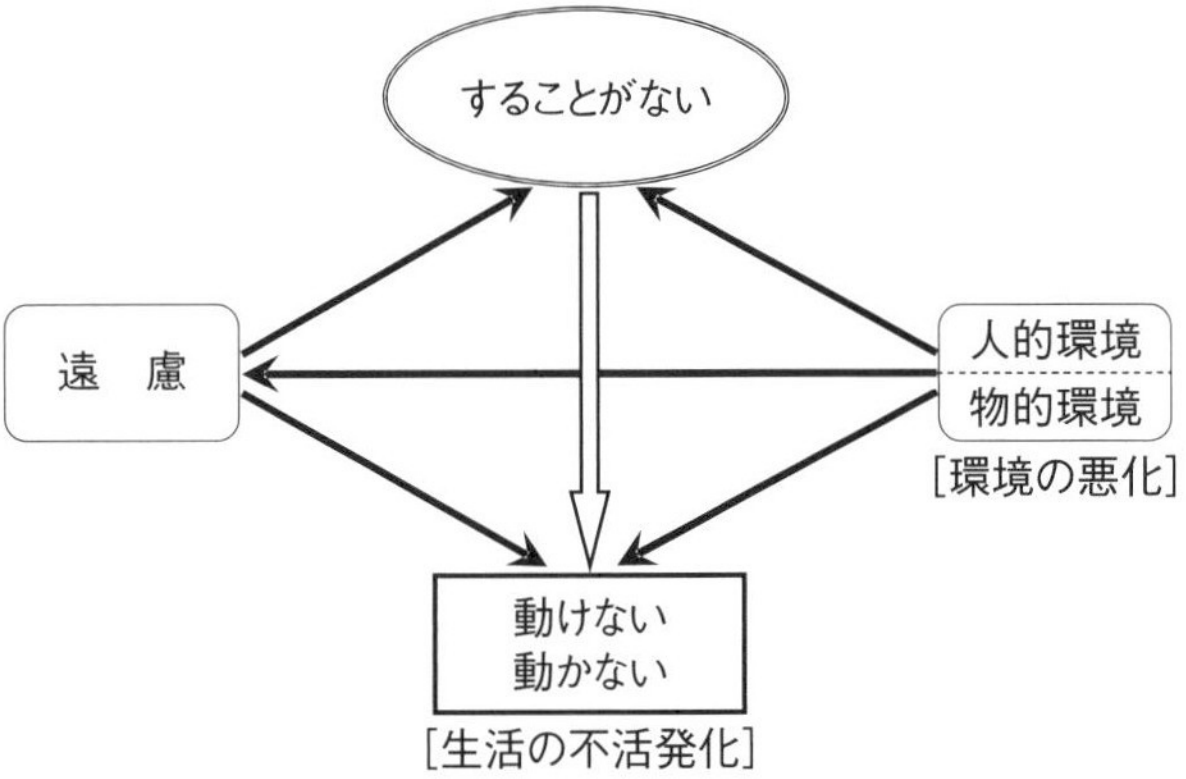

図6　災害時に「生活の不活発化」を生む原因とそれらの相互関係

て「外出の機会が減った」ことでした。この第三の理由の外出の機会が減ったきっかけで最も多いのは、「外出する目的がない」ことで、これは一番目の「家の外ですることがない」のと、実はほぼ同じことといえます。

さらに調査結果をもとに災害時の生活不活発病を起こすメカニズムをもう少し具体的に見てみたものを図6に示します。災害時には、生活が不活発になる、すなわち「動きたくても動けない」理由が多数ありますが、大きくは次の三つの要素が、互いに関係しあっているといえます。

①「することがない」ので「動かない」

これは一番大事なことなので、図6でも太い矢印で示しています。災害のために、毎日行っていた仕事や家事や趣味や外出ができなくなり、地域での付き合いや行事がなくなることです。それだけでなく、ボランティアを含めた支援者が、「やってあげるのがよいことだ」と思って、「上げ膳据え膳」で、本人のやれること、やりたいことまでやってあげてしまうことの影響も大きいのです。これはすべて「社会参加」の低下といえます。

②環境の悪化

環境は三種類に分けて整理することができます。まず「物的環境」の影響です。周囲の道が危なくて歩けない、避難所で通路が確保されていないため歩きにくい、つかまるものがないので立ち上がりにくい、いすが少なく、座位は疲れるので日中つい横になってしまう、仮設住宅内が狭い、などといったものがあてはまります。

また、「人的環境」の影響も大きく、近くに知人がいないため訪ねることもないし、散歩もおっくうになることなどです。最初に紹介したボランティアの例のように、支援の仕方も大きな問題です。

このほかに「制度的・政策的環境」があり、これは物的環境と人的環境の両方に影響します。

③遠慮

たとえば「災害時に散歩やスポーツをするなんて」と周りの人に思われるのではないかと、控えてしまうことがよくみられます。第7章で述べた「社会通念による社会参加の自己制限」も含まれます。

これら三種のものの間には、図6の矢印で示したように、互いに促進しあう相互作用があることも重要です。②環境の悪化や③遠慮は、①の「することがない」状態をつくる要素となるのです。

災害時対応に生活不活発病予防の位置づけを

阪神淡路大震災（一九九五年）以来、災害時支援として「防げたはずの死亡」（preventable death）の予防が強調され、成果をあげてきました。今やそれに加えて、新しい課題として「防げたはずの生活機能低下」（preventable disability）の予防が注目されています。

その中心は、この生活不活発病の予防・改善です。これはせっかく生き残った人生を、できるだけ幸せな充実したものにしていくにはどうしたらよいか、ということといえるでしょう。

2．支援が生活不活発病を生まないように

上げ膳据え膳の支援は元気な年寄りをだめにする

能登半島地震（二〇〇七年）の時のことです。地震が起きてすぐ、輪島市長の梶文秋さんは避難所を回り、その後、保健師さんを呼んでこう言われたそうです。「こんなに上げ膳据え膳では、せっかく元気な輪島の年寄りがだめになってしまう」と。そして「お年寄りに子どもたちの世話をしてもらうのはどうか」という提案をなさったそうです。避難していても何らかの役割をもち、人に役立つことが大事だというお考えによるものでした。

これは支援のあり方について非常に大事な、きわめて健全な、正しい「常識」を示し

ています。

善意の支援でも、やり方によっては、マイナスになりうるものです。市長さんは「上げ膳据え膳」で生活が不活発になり、生活不活発病を生み、「せっかく元気な年寄りがだめになる」危険があることを見抜きました。そして被災者でも「すること」を持って、生活不活発病を予防する、という方針を示したのは卓見であったと思います。

この市長さんの判断と指示は、先に述べた「制度的・政策的環境」であり、それがプラスにはたらいたいい例です。このおかげもあり、地震発生三日目から生活不活発病予防にむけた取り組みを順調に開始できました。

被災者が主体となる環境づくりを

災害時における生活不活発病予防と改善の基本は平常時と共通しており、「することがある」ようにすること、すなわち社会参加の機会を増やすことです。

しかもその「すること」は、他がつくって与えるのではなく、復興の主体となる被災者本人が、積極的に関与して見つけ、つくっていけるようにすることが大事です。

ただそのためには、最初は必要に応じて、行政などの支援による「本人の知恵と能力を生かす環境づくり」が不可欠です。

このような支援は、医療・保健分野や介護・福祉分野の仕事だと思われがちですが、実はそれ以外のさまざまな行政分野全体の関与が必要です。

特に高齢者の参加向上のためには、復興で重視される漁業・農業・観光などの産業のなかでの仕事づくり、また伝統文化の継承や、地域の子どもや介護の必要な人の世話、また地域活動の中に「すること」の機会を増やすよう、意識的に取り組む必要があります。

復興支援のさまざまな領域の中で、そのような取り組みを「生活不活発病予防」という目的を明確に意識しつつ行うことが望まれます。

東日本大震災でも、先に述べた南三陸町のデータを佐藤仁町長に説明した時点で、町長は「これは町役場全体で取り組まねばならない」と、すぐに町役場職員全体での勉強会を開催されました。またこのデータを受けた宮城県は、県知事等幹部職員全体での勉強会などを開き、広い取り組みとなるよう努力しておられます。このように行政全体の関与が大事なのです。

人を支援することは難しい

ここで、この章の最初に述べたボランティアさんの例を振り返ってみましょう。

現実とは逆に、この高齢男性の申し出がボランティアさんに受け入れられたとしたら、どうだったでしょうか。手伝って仲間の被災者に食事を配ることで、歩くことや、体をかがめたり、手を伸ばして食事を渡すなど、自然に体を動かす機会が増えたことでしょう。また避難所の中で役割をもつことになり、「人に役立つ仕事をしている」ことに、ご本人としても充実感をもてたに違いありません。

それは、自分のプラスの面や存在意義を再発見するきっかけとなり、「もっと役立つことはないか」と考える出発点になったかもしれません。

またそういう姿をみて、他の被災者の方も、「自分も何か避難所での生活に役立つことをしよう」と考えるきっかけになったかもしれないのです。

こういう方向に物事がすすまなかったのは残念でした。少しきつい表現を使ってよければ、このボランティアさんはそのようなせっかくの機会を、奪ってしまったのです。

しかもこの高齢男性にとって、この苦い経験は、その時点での影響だけでなく、「今後は余計なことをしまい」という、「遠慮」を強める結果になったかもしれません。

もちろん、このボランティアさんは善意をもって、被災した方々の役に立ちたいと思って活動していたのです。ですが、この点に限れば、結果はむしろマイナスになってしまいました。善意だったからこそ余計に残念に思います。

望むべくは、このボランティアさんには、被災者が「食事を受け取る」ことを支援するだけでなく、被災者が「充実感をもつ」「生活が活発になる」きっかけをつくることも大事だと考えて支援してほしかったと思います。そうすれば、彼の善意の行動がより効果的なものになったはずです。

このように「人を支援する」ということは難しいことです。

マイナスではなくプラスをみる支援へ

実はこれは平常時でも同様です。

そもそも災害時に誤った対応をしてしまったのは、実は平常時から、高齢者や障害者に対してのやさしい対応とは、「何でも代わってやってあげることだ」と思っていたためではないでしょうか。そのため、特に災害時のように、体も弱り、精神的にもショックを受けているだろう時には、なおさらそう考えてしまったのだと思います。

このように、支援は「困っていること、不自由なことを代わりにやってあげること」

であり、それは「親切なことで、無条件によいことだ」という感覚が、一般的にかなり根強くあるようです。

しかしこのような、「代行的・補完的な支援」は、慎重に考える必要があります。「すること」を奪ってしまい、「生活の不活発さ」を起こしてしまう危険が大きいからです。

「善意がかえってマイナスをひきおこす」ことは平常時にもしばしば起こっていると考え、十分気をつけなければなりません。

支援を受ける側の人の「やりがい・充実感」への影響を考えることも大事です。人は「自分でやる」「人の役にたつ」ことに生きがいを感じるものです。このような充実感が感じられるような「すること」をつくり、動く機会をつくることに役立つ支援のやり方はないか、と考えていくことが必要でしょう。

また支援は、現在だけでなく、将来を見据えて、その人の社会生活・家庭生活をいかによりよい状態につくり上げるか、という長期的な観点から考えることも必要です。

その際、「手伝う」か「一人でやってもらう」かの、どちらか二者択一的に考えるのではなく、「適切に介助しながらやってもらう」ような支援の考え方・仕方を身につけることも大事です。

災害は平常時をうつす鏡

私のこれまでの被災地での調査や活動で痛感したのは、「災害時には平常時のプラス面もマイナス面も顕著にあらわれる」ということです。

災害時支援は、災害時だけの特殊なものではなく、平常時の考え方や行動が如実にあらわれるものです。ですから災害時と平常時を連続したものとして捉えることが大事です。これは災害時に明らかとなった支援のあり方の問題点・課題を、平常時の課題としても考えていくということです。これまであげた例は、まさに「災害は平常時をうつす鏡」だということでした。

先に災害時のこととして述べた、生活不活発病への取り組みに医療・介護・福祉分野だけでなく、さまざまな行政分野の関与が必要なことは、実は平常時でも同様です。

生活不活発病の予防のために、高齢者・障害者についてどのような配慮が必要か、社会参加の機会をどう増やすかということを、広く行政一般に常に意識していただきたいと願っています。

第10章　人が「生きる」ことの構造

1.「生きる」ことの「構造」を考える

人が「生きる」ことは一見複雑だが

この章では、これまで述べてきたことを理論的に整理していくための基本的な考え方をお話ししましょう。まずは、人が「生きること」には「構造」があるということです。そして、その構造に沿って物事を整理すると、一見複雑にみえることでも明快に理解できるようになります。生活不活発病が、ふつうの病気とは、起こり方も防ぎ方・よく仕方も大きく違っていることを理解するためにも大いに役立つものです。

図は世界保健機関（ＷＨＯ）が、二〇〇一年に発表した「国際生活機能分類」（ＩＣＦ）の基本的な考え方である「生活機能モデル」に立って、その要点をわかりやすく示したものです。人が「生きる」こと（生活機能）は、次のような構造を持っています。

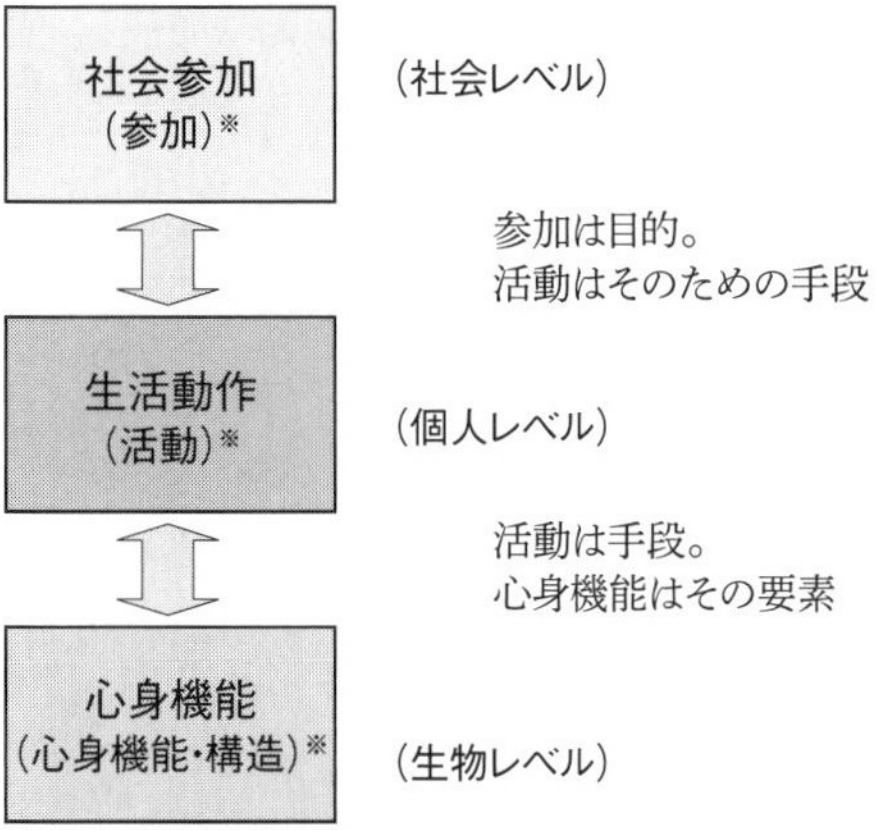

図7　生活機能の３つのレベル
（※はICFの用語）

①「社会参加」・「生活動作」・「心身機能」の三つのレベルからなる
②これらは「社会参加」をトップにした三層の「積み重ね構造」をなしていて、これら三つのレベルは互いに影響を与えたり、受けたりしている（図7の双方向の矢印）

なお本来のＩＣＦでは、この生活機能の三つのレベルに対して影響するものを三つに整理して示しています。それは、「健康状態」（病気・ケガ）、「環境因子」、「個人因子」です。ただ本書ではそれらの説明は略しましたので、興味のある方は拙著（『生活機能とは何か　ＩＣＦ：国際生活機能分類の理解と活用』、東京大学出版会、二〇〇七年）をご覧ください。

生きることの三つのレベル

まず、三つのレベルについて説明しましょう。なお本書ではこれまでも「社会参加」・「生活動作」・「心身機能」という言葉を使ってきましたが、これはＩＣＦの用語をわかりやすく言い直したものです。

①社会参加（ＩＣＦでは参加）

「社会」とは、家庭を含む広義のものであり、「社会参加」とはその中で何らかの役割を果たすこと、楽しむこと、権利を享受することなど「社会」と関わるすべてです。たとえば、働くこと、学校に行くこと（勉強だけでなく学校行事への参加やクラブ活動も含め）、家庭で役割を果たすこと（主婦として、親として、子としてなど）があります。

また、コミュニティ（地域社会だけでなく、同窓会、同好会、学会など）のさまざまな行事への参加、さまざまな場での交友、文化的活動やスポーツ、社会的・宗教的・政治的活動への参加を含めた、非常に広い範囲にわたるものです。

②生活動作（ＩＣＦでは活動）

生活の中で、何らかの具体的な目的をもって行うあらゆる動作・行為です。たとえば、戸外を歩く、屋内を歩く、立ち上がるなどの移動動作があります。意思を伝え・理解するコミュニケーションも（「動作」というと違和感があるかもしれませんが）これに含まれます。

食事、洗面、着替え、入浴、トイレを使う、などの身の回りの動作（セルフケア）のように日常生活で皆が行うものはもちろん、それ以外の、さまざまな仕事上の動作（機械や道具を扱うなど）、家事や育児、その他、文化的技術（楽器の演奏、絵を描くなど）、スポーツの技術（さまざまな種目別の技術）、趣味の技術なども含まれます。

③心身機能（ＩＣＦでは心身機能・構造）

体だけでなく、頭や心のはたらきや構造のすべてです。

手足の筋肉や感覚器の機能、見る、聞く、声を出す、判断するなどの機能があります。また心臓や血管の血圧・血流維持の機能や肺の呼吸機能も大事です。さらに、消化管・肝臓・膵臓などの機能、排尿・排便の機能、ホルモンや免疫の機能などがあります。

社会参加の具体像は「生活動作」

次に、これら三つのレベルの間の関係を見てみましょう。第6章の元編集者の柿田さんの場合を例にとります。まず社会参加と生活動作との関係です。

柿田さんの社会参加には、美術館で美術を鑑賞する、図書室で読書を楽しむなどの趣味があります。それを実現するために、さまざまな生活動作がなされていました。

たとえば美術館に行くために、家から駅まで歩いていく、駅の階段の上り下りをする、電車に乗り降りする、駅から美術館まで歩く、などといった生活動作があります。図書室の中でも、高いところの本を取ろうと体を伸ばしたり、下の本を見るためにしゃがんだり、重さのある本を持ち上げて運んだりします。またいすを引き出し、いすへ座ったり、立ち上がったりもします。本のページをめくり、読み、場合によってはメモを書くこともするでしょう。美術館の絵の展示を見るときには、少し歩いては立ち止まり、かがんで説明を読み、背を伸ばして絵を見る生活動作を繰り返していきます。

このように社会参加は、具体的に例をあげていくと、実にさまざまな生活動作から成り立っていることが分かると思います。いいかえれば「『社会参加』の具体像は『生活動作』」なのです。

そしてさらに、これらの「生活動作」は、それぞれさまざまな「心身機能」から成り立っています。

歩く、階段の上り下り、重いものを持ち上げる、運ぶ、本のページをめくるなどの動作をするたびに、体や頭のさまざまな機能を使います。

これは、屋外歩行を例にして、第2章「歩くことは多くの身体と精神の機能を使う」でお話ししたのと同じことです。

体の場合でいえば、使うのは手なら手だけ、足なら足だけの筋肉ではなく、全身の機能です。全身の筋肉を使い、心臓や肺の機能も使います。また、注意して見る、聴く、判断する、などの精神機能も必要になります。

以上をまとめると、「社会参加」の具体像が「生活動作」であり、それはさらに「心身機能」から成り立っているということができるのです。

「目的と手段と要素」の関係

このように考えてくると、三つのレベルは、「目的と手段と要素」の関係として捉えることができないでしょうか。

まず「社会参加」と「生活動作」との関係は、「社会参加」は生きることの目的であり「生活動作」はそのための手段といえます。

前述した柿田さんでいえば、美術館での鑑賞という、社会参加の目的を果たすために、多数の生活動作を、手段として行っているのです。

一方、生活動作と心身機能は「手段と要素」の関係にあたります。

ある一つの生活動作、たとえば屋外を歩くという手段のために、多数の「要素」となる「心身機能」を組み合わせてはたらかせているのです。

目的は違った手段でも達成できる

ここで大事なのは、目的と手段と要素の組み合わせは必ずしも固定的なものではなくて、実はかなりの柔軟性があるということです。ある手段や要素が何らかの理由で使えなくなった場合に、そのままならその目的を達成できなくなります。ところが、実際にはこれまでとは違った手段や要素に変えることで同じ目的を達成することができる場合が多いのです。

まず社会参加（目的）と生活動作（手段）の場合を考えてみましょう。第2章の村岡さんの場合は、歩くことを、「杖をついて」歩くというように「手段の一部変更」をしました。そのことで友人づきあいや趣味を楽しむなどの社会参加は広げることができました。

また第1章の工藤夫人は、病前とは違う家事の動作のやり方を工夫して、これも「手段を一部変更」して目的の主婦業ができるようになりました。

そしてこのような生活動作（手段）のやり方を変えることとは、その時に使う「心身機能」（要素）の組み合わせ・使い方の変更も伴ってきます。

このように生きることの目的である「社会参加」は、いろいろな困難があっても、これまで述べたように、さまざまな工夫や技術で実現し、高めることができます。

社会参加は、「充実した人生」を最も端的にあらわしているものであり、生きる意味や生きがいにつながります。そして、生きる上で一番大事なレベルといえるでしょう。図7で「社会参加」のレベルが一番上にあるのも、このことを示しています。

この本ではこれまで、生活不活発病予防・改善の目的は「充実した生活を送ること」だと強調してきました。これは社会参加が一番大事だからなのです。

2.生活不活発病理解の基本：「社会参加」→「生活動作」→「心身機能」

生活不活発病の原因である「生活が不活発」な状態とは、具体的には、生活動作を行うことが少なくなった状態です。言いかえれば、一日の中で、さまざまな種類の生活動作の、どれを行うか、それらを、一日に何回、どのぐらいの時間をかけて行うのかを合計した総量が低下した状態です。

逆に生活不活発病の予防・改善のポイントである「生活が活発」な状態は、生活動作を多種類、頻回に行って、その総量が多くなることにあたります。

しかし両方の場合とも、生活動作が活発か不活発かは、実は大きく社会参加の状況によって決められている場合が多いのです。

発症も予防も改善も「上から下へ」がポイント

生活不活発病の起こり方を、人が「生きる」ことの三つのレベルとの関係で、図7にそって整理してみましょう。

これまで紹介したほとんどの例で、生活不活発病は「上から下への因果関係」で起こってきています。すなわち、

①「社会参加の制約」が、
②「生活動作の低下」を起こし、
③「心身機能の低下」を起こす

という順序です。

たとえば第6章の柿田さんは、仕事という社会参加をやめたことがきっかけで、また第2・第3章の村岡さんは「主婦業」をやめたために生活が不活発化しました。災害の時の「することがない」も全く同様です。このように、「上から下へ」の因果関係で生活不活発病が起こったのです。

予防・改善でも、同様に「上から下へ」の因果関係が大事です。

①社会参加が活発になればなるほど、
②多くの生活動作を回数多く行うようになり、
③自然に体や頭（心身機能）を使う機会が増える

のです。

生活不活発病の予防・改善の基本は社会参加の向上であることをこれまで繰り返し述べてきました。

柿田さんや村岡さんが生活不活発病から抜け出せたのは、「上から下へ」と、社会参加を向上させた結果、生活動作を増やし、それが心身機能を盛んに使うことになったからです。

ここで「生活が活発な状態」をまとめると、社会参加が活発で、そのために必要な生活動作を多く行っていて、その結果自然にさまざまな心身機能をよく使っている状態です。

ふつうの病気とは正反対

このような生活不活発病の「上から下へ」の起こり方は、これまで皆さんがご存じだったふつうの病気の起こり方とは全く逆です。

通常の病気では、①まず、病気のために「心身機能」が低下する。②それによって「生活動作」の不自由が生じ、③「社会参加」の制約が生じます。

たとえば脳卒中で、①手足の不自由（心身機能の低下）が残り、②そのため仕事や通勤に必要な生活動作が困難で、③その結果仕事に就け（戻れ）ない、ようになります。あるいは変形性膝関節症で、①痛み（心身機能の異常）のため、②歩行や立ってすることや家事（生活動作）が難しくなり、③主婦の仕事が十分できず、趣味の会にも出なくなる（社会参加の制約）、などです。これらは「下から上へ」です。

また治療・改善についても、ふつうの病気では、まずは薬や手術などで心身機能をよくします。それによって生活動作がよくなれば、社会参加がよくなると考えていきます。これも「下から上へ」です。

こういう「ふつうの病気の起こり方・治し方」が「常識」として浸み込んでしまったために、「病気とはすべてこういうものだ」と考えやすくなっているようです。そのため生活不活発病を治すにも、つい「下から上へ」という流れでやるほかはないと考え、体操や筋力トレーニングなどをすることしか考えないことになりがちなのです。実はそれこそ「誤った常識」なのですが……。

「下から上へ」の呪縛をとく

このように、病気は「下から上へ」起こるものだということに、多くの人が、強い表現を使えば、「呪縛」されてしまっているとすらいえます。これは専門家だけでなく、一般の方々も実は同じです。

これまで患者さんやご家族に生活不活発病についてご説明する時、いつもそのことを痛感しました。そこで、「上から下へ」と「下から上へ」の考え方を説明するようになりました。すると、多くの患者さんやご家族が「確かにそうですね。でも病気や手足の動き（心身動作）をよくすることが一番だと思っていました」とおっしゃいます。「下から上へ」の呪縛をとき、「上から下へ」の考え方を理解いただくのは、「社会参加」を向上させるプログラムを一緒に作るための基礎といえます。

生活不活発病を理解し、効果的にそれを防ぎ、生きがいのある生活（豊かな社会参加の状態）を築くためには、この「誤った常識」から脱却し、「呪縛」から自由になる必要があります。

ただし、生活不活発病について「下から上へ」の因果関係を考える必要がない、と言っているのではありません。ふつうの病気と生活不活発病の両方を同時に持っている人も多いのですから、病気による心身機能の問題を治すことも十分に行う必要があります。

要するに従来の「下から上へ」だけでなく「上から下へ」のものの見方・はたらきかけ方の両方を身につけ柔軟に適切に使い分けることが大事なのです。それは生活不活発病の予防・改善だけでなく、患者・利用者中心の医療・介護・福祉の発展にもつながることと思います。

エピローグ

ボク「卵」にもどった。

おじいちゃん「ゆで卵」になっちゃうよ

「ボク、卵にもどった」

生活不活発病は高齢者に起こりやすいものですから、この本では、高齢者の例をたくさん取りあげてきました。しかし最後に、強く印象に残って、今も忘れられない一人の子どもさんの例をご紹介したいと思います。

この子との経験は貴重なもので、その後の私の医師としての、また研究者としての人生の、ひとつの「原点」となりました。

昭和の終わりの頃の話です。私が専門医のための研修をしていた大学病院で、小児科に入院していた二歳の男の子、けんじ君（仮名）にあいました。彼は心臓の手術をうけた後、発熱などもあって一ヵ月以上ベッド上で安静をとっていたら、ほとんど歩けなくなってしまいました。手足自体には病気はなく、やはり生活不活発病のためでした。

「手術前の状態に戻るようにしてほしい」という、並診（小児科の主治医に協力して一緒に診ること）の依頼が、私が研修していたリハビリテーション科に来て、私が担当医となりました。

けんじ君はなかなか利発なお子さんでした。病室にうかがっての初診の時、「病気の前にはどのぐらい歩いたり、身の回りのことをしたりしていましたか、今はどうですか」などと、お母さんと両方に聞いていたところ、この子が「ボク、卵にもどった」というのです。突然のことでおどろきました。

よくきいてみると、「これ以上は動いてはいけません」という「安静度」が、いかにも小児科らしく、「卵」→「ひよこ」→「若どり」→「親どり」と、言葉とかわいい絵とで、枕元に表示されていました。それで彼は、「ほとんど歩けず、いつもベッド上にいる」という自分の状態を「卵」と表現したのです。手術の前は屋外も一人で歩いていたので、「親どりさん」だったんだ、と言います。

まずはひよこさんに

そこで「まず、ひよこさんに戻ろう」と、リハビリテーションのプログラムをはじめました。第4章でご説明したような、「訓練」ではなく「一日をどう暮らすか」の指導が中心のリハビリテーションです。

彼が手術をうけた外科では回復を早めるために適度な運動をすすめていました（その点ではとてもすすんだ科でした）ので、そのプログラムとのかねあいもあります。そこで一日の中で「卵さんでいる時間」と「ひよこさんでいる時間」を決めるところから始めました。

「卵さん」も二種類にしました。「ベッドに寝ている」のは、卵を横にした絵です。「いすに腰掛けている」のは、卵を縦に起こしていすにのった絵をかいてみました。

また「ひよこさん」も三種類にしました。少しおかしな表現ですが、けんじ君と一緒に決めていった通りでいえば、「赤ちゃんのひよこ」(手を引いてもらって、病室の中だけ歩く)から、「子どものひよこ」(病室内を一人で歩く)、「お兄さんのひよこくん」(病室の外まで歩く)と段階をつけました。

「若どり」になって何をしたいの?

すこし進んできたら、「お兄さんひよこになろう」とか、「若どりさんになろう」などという目標を一緒に立てるようにしました。

そして歩く範囲や時間、一日の回数だけを目標にするのではなく、たとえば「お兄さんひよこはどこに行って、何をするのか」などと、歩いて行った先で何をするかについても目標を立てていきました。

彼がその年齢にみあうだけの、そして彼の将来の社会生活にプラスになるような、楽しい生活を送れることで、自然と体を動かす機会が増えることを、プログラム全体の目標にしました。

大人の場合、その人に合った活発な社会生活をイメージするのは、仕事や趣味や家庭生活などを考えればよいので、比較的楽なのです。しかし子どもの場合にどうあるべきかを考えるのは苦労しました。

入院中の目標としてはたとえば、お兄さんひよこになったら、「ボール遊びをしようね」「病棟のプレイルームでお友達と遊ぼうね」などを目標にしました。また「若どり」さんだったら「(喫茶店に)アイスクリームを食べに行こう」「お手紙を出しにポストまで行こう」などです。

退院後の生活の目標についても話し合いました。自宅での彼のお仕事(ママのお手伝いなど)を作ったり、前からしたいといっていたバイオリンを習うことや、近所の友達と遊ぶことなどで生活を活発にできるような計画を、彼やお母さんと一緒に考えました。

動かないと卵に戻る

お母さんは、彼が将来「虚弱児」になって、家に閉じこもってしまったりしないように、三歳になったら幼稚園(年少組)に行かせたいというのが希望でした。一方で、それまでに無理に動いて、かえって体をこわすことはないだろうかと心配してもいました。しかし彼は、日常生活の中で少し負荷が大きい（ムリだった）ことがあった場合、たとえば「お兄さんひよこ」としてやろうとしたことで疲れてしまった時には、「ボクはまだお兄さんひよこにはなっていないみたい」と、教えてくれるようになったのです。

けんじ君はやがて屋外も歩けるようになり、「若どり」になりました。そのときに、「かわいい若どりさんだね」と言ったら、「人間と違ってひよこは早く大きくなるんだよ」と、かしこく答えたことを印象深く覚えています。

「卵」や「ひよこ」のたとえは、患者側と専門家側の、とてもよい「共通言語」でした。本来は安静度の表示であった「卵」→「ひよこ」→「若どり」→「親どり」を、そのままうまく、「活動度」（「このぐらいは体を動かしましょう」、第5章参照）として使うことができました。またそれを、共通の目標をつくるためにも使うことができたのです。

このように、小さな子どもの患者さんと、とてもよく情報の共有ができ、目標についての意思統一ができたのは非常に貴重な経験でした。二歳の子ではありましたが、患者さんと専門家とが一緒になって、生活を活発にするためのプログラムを話し合いながら作っていったことを懐かしく思い出します。

「動かないと卵に戻るんだよね」というのも、よく彼が言ったことでした。

そして彼はこうも言いました。「よく歩かなきゃね」とお見舞いの人が言った時、「歩くだけじゃだめなんだよ、ママのお手伝いやお遊びや、いろいろなことをしなくっちゃ」と。

だれにでも起こる病気

この経験から学ぶことのできる教訓を挙げてみたいと思います。

まず、「生活不活発病」はだれにでも起こる、小さな子どもにさえ起こるのだ、ということです。当時から、私が学んでいたリハビリテーション科では、生活不活発病の予防と対策を重視していました。私も高齢者で生活不活発病が起こってしまった人をたくさん目にし、その重要さを痛切に感じていました。もちろん若い人でも起こるということも知識としては持っていました。しかし現実に二歳の子にも起こったことをこの目で見たのは、ショックでもあり、得がたい「啓示」でもありました。

その後、いっそう気をつけてみるようになると、生活不活発病は本当にだれにでも起こることが分かってきました。病気やケガとは関係なく、単に徐々に生活が不活発になったただけでも起こるのです。若いからといって安心はできません。「こわい」病気です。

「防ぐ」のも「よくする」のも本人と専門家が協力して

いま生活不活発病を「こわい」病気といいましたが、「知らない」から「こわい」ので、正しい知識さえもてば決して「こわい」ものではありません。生活不活発病がどうして起こるのか、どうすれば「防げる」のか、起こってきてもどうすれば「よくできる」のか、という知識が大事で、それをふまえた上で行動すれば大丈夫です。

ただし、この病気は名前のとおり「生活のあり方全体」にかかわるものなので、本人の工夫や努力は不可欠といえます。

といっても、「本人だけで努力しなさい」と言っているわけではありません。これまで述べてきたように、生活不活発病を防ぎ、よくすることは医療や介護の専門家の大きな責任でもありますから、本人が中心となり、それに専門家が協力して、両者が話し合い、連携しながらすすめてはじめてうまく行くのです。

こういう協力・連携が、「二歳の子どもとでもうまくできた!」というのはうれしい驚きであり、大変自信を与えてくれることでもありました。また、この協力のために、はっきりした、わかりやすい「活動度」のスケール（段階表示法）がとても役に立ったこともいい教訓になりました。

余談ですが、この男の子の活動度スケールに使った、「横向き卵→縦向き・目鼻つき卵→ひよこ→若どり→親どり」のたとえは、高齢の患者さんに紹介しても、「活動度を理解するのにとてもわかりやすい」と好評でした。ただ、「親どりになってもあまりおいしくない肉だろうけど」と苦笑する方も多かったのですが……。

目的は、社会参加の向上・充実した人生

この本では、いろいろな事例を通じて、生活不活発病の予防や、発症した場合の改善について述べてきました。そこで強調したいのは、「生活不活発病の克服はそれ自体が目的なのではなくて、『よい人生、充実した生きがいのある人生をつくる』ことこそが目的である」ということです。

そのような、「充実した生きがいのある人生を送ることで自然に生活が活発になり、生活不活発病が防がれている」状態が理想的なのです。「生きがいのある人生」とは具体的には「社会参加」が活発な状態だといえます。

高齢者だけでなく、二歳のけんじ君にとっても社会参加（友達と遊ぶ、ママのお手伝いをする、バイオリンを習うなど）は大事なテーマでした。

おじいちゃん「ゆで卵」になっちゃうよ

実はこの話には後日談があります。

六年ほど経った後に、けんじ君のお母さんから電話がありました。ちなみに、私は毎年一回は、自分が受け持った患者さん全員に電話をかけて、その後の状況をうかがっていました。それで、お母さんも連絡しやすかったのかもしれません。

お話をうかがうと、けんじ君の祖父ががんの手術をし、その後放射線治療をするので長い期間入院することになったというのです。そして、「そうなると廃用症候群（その頃はこの名称で説明していました）が起こってしまう可能性はないのでしょうか？」また「どういうことに気をつければよいでしょう？」というご質問を受けました。

「動かないと廃用症候群が生じる」ということを、けんじ君の例でよく理解していたので、お母さんはご自分の父親のことにもすぐ考えが及んだのです。そうして、入院して生活動作が低下する前に、予防の必要性を考えて相談してくださったのです。

電話で打ち合わせ、けんじ君のおじい様を入院前に一度拝見して、その後は電話で状況をうかがいながらご相談にのりました。主治医の先生には一度手紙と電話でお話をし、入院中に本人・家族の質問や希望を聞きながら安静度・活動度の指導をしていただきました。そして退院し、通院するようになりました。

これはけんじ君の母親の、同居していない父親への「遠隔介護予防」（第6章参照）ともいえるでしょう。

またその電話の時にうかがった、けんじ君が同居している父方の祖父についてのお話にはびっくりしました。

おじいさんは、定年後の再就職先を退職した後は、ほとんど外出しなくなり、だんだんと元気がなくなってきていたそうです。

それに対し、当時、退院して一年後の、けんじ君は「もっと動かないと、おじいちゃん、ゆで卵になっちゃうよ」と言ったのです。お年寄りだから、「固いゆで卵」とのこと。

そしておじいさんを一緒に公園に連れ出したり、「一緒にママのお手伝いをしよう」とも誘ったそうです。バイオリン教室にも一緒に行こうと誘ったといいます。祖父も最初は、大病から回復したばかりのかわいい孫から誘われたのだからと応じていたようですが、それがきっかけで、いろいろと趣味を広げていって元気になられました。

このお話は、第6章で述べた退職で生活不活発病になった柿田さんの場合とよく似ています。そして、孫のアドバイスでそこから脱出できたのは素晴らしいことでした。

生活不活発病の知識を「新しい常識」に

けんじ君がおじいさんにしたアドバイスは、家の中での手伝いや趣味を広げることです。これはすなわち社会参加の向上で、生活を活発にしましょうという、生活不活発病改善の本質的なプログラムでした。

このように生活不活発病について知識があると、子どもでも、必要な時に大事なアドバイスができるのです。そして高齢者にとって、かわいい子や孫たちからの誘いは、生活不活発病予防の何よりの方法なのかもしれません。

たしかに、けんじ君は利発な子どもでした。ですが、逆に考えれば、二歳の子どもだったからこそ、素直に生活不活発病改善のプログラムを一緒に工夫できたのかもしれません。いろいろな「ふつうの病気」についての誤った「常識」をまだ持っていなかったことが、かえってよかったのだとも思うのです。

彼はむしろはじめから、生活不活発病についての新しい、正しい「常識」を身につけてくれたのだと思います。全国民が、このように「新しい常識」を身につけてほしいと心から願います。

「健康で活力ある長寿社会」の建設のために

世界一の高齢社会となった現代日本社会が、世界にさきがけて実現しなければならない国民的課題は、「健康で活力ある長寿社会」を建設することだと思います。「生活不活発病」の克服は、そのための「鍵」の一つではないでしょうか。

真の健康とは、単に「病気やけががない状態」ということではなく、「人が生きること」（ＩＣＦでいう「生活機能」）、特に「社会参加」と「生活動作」が高い水準にあるということだといってもいいでしょう。

生活不活発病を防ぎ、改善することは、このような生活機能という考え方に立った、新しい「人の見方」・「健康の見方」を重視することです。またくりかえし述べたように、これは一般国民、特に高齢者と様々な専門家とが力を合わせてはじめて可能になるものです。

本書がそのような新しい方向性による国民的課題の解決の一助となれば幸いです。

おわりに

この本をまとめようと思い立ったきっかけは、実は、もともとの呼吸器疾患に肺炎が加わっていっそう悪化して入院した父親が、寝返りもできなくなってしまった自分の状態を、「生活不活発病だよね」「みんな知らないから、この怖さを広く知らせなきゃいけないよ」と言ったことでした。

生活不活発病は、「動かないこと」が直接的な原因ですが、その予防・改善の目的と手段の本質は、「どう生きるか」です。楽しく充実した人生を送ることが大事で、それによって防いだり、よくしたりできるものなので、「ふつうの病気」とは起こり方も、防ぎ方も、よくし方も違うのだという、その「違い」を分かっていただきたいと願いつつこの本を書きました。

東日本大震災が起き、残念なことに、非常に多くの方に生活不活発病が発生してしまいました。二年たった現在でも十分な回復と新たな発生の予防ができていない状態です

（第9章参照）。私は現在も被災地にしばしば伺い、生活不活発病の予防・改善にむけて、自治体などのお手伝いをさせていただいていますが、その中で一番大事なのは、平常時からの生活不活発病への取り組みだと痛感しています。

私が生活不活発病に取り組んだきっかけは、患者さんに「お大事に」と声をかけた私に、「今、どういうつもりで言ったのですか?」という恩師からの問いかけでした。その後の経験からも、医者の一言の大きさを痛感しています。診察すれば見える目の前のことだけでなく、患者さんの日々の生活の仕方を考えること、患者さんの価値観をふまえること、一緒にプログラムを立てることの大事さなど、「病気だけでなく患者さんをよくすること」を、生活不活発病を通して患者さんたちから学んだように思います。

かつて、古い名前（廃用症候群）に代えて、「生活不活発病」という新しい名前を、「生活」という観点から提案させていただきましたが、この間に世の中にそれを認めていただけるようになったことは大変ありがたく、実は「的を射た」ことだったんだなあと、この本をまとめながら再認識することができ、「ほっ」としています。

本書でご紹介した患者さん以外にも、多くの方々から学ばせていただいたことに感謝します。恩師の上田先生からは、専門医となったあとライフワークの一つとして生活不活発病に取り組むことをすすめていただき、常に適切なアドバイスとはげましをうけ、心から感謝しております。また本書をまとめるにあたりお世話になった講談社現代新書出版部の能川佳子様にも感謝します。

父の生活不活発病は回復できました。一緒に取り組み、それを通じて父のことをより深く知ることができたことは、娘としてよい思い出です。

最後にその父と、本書の原稿を書き終えた頃父のもとに旅立った母に感謝します。

著者

参考文献

『新しいリハビリテーション——人間「復権」への挑戦』大川弥生著　講談社現代新書　2004年
『「よくする介護」を実践するためのICFの理解と活用——目標指向的介護に立って』大川弥生著　中央法規出版　2009年
『介護保険サービスとリハビリテーション——ICFに立った自立支援の理念と技法』大川弥生著　中央法規出版　2004年
『生活機能とは何か　ICF：国際生活機能分類の理解と活用』大川弥生著　東京大学出版会　2007年
『回生を生きる——本当のリハビリテーションに出会って』上田敏、鶴見和子、大川弥生著　三輪書店　1998年（増補版　2007年）
『目標指向的介護の理論と実際——本当のリハビリテーションとともに築く介護』大川弥生著　中央法規出版　2000年
『リハビリテーション——新しい生き方を創る医学』上田敏著　講談社ブルーバックス　1996年

N.D.C.490 232p 18cm
ISBN978-4-06-288207-1

講談社現代新書 2207

「動《うご》かない」と人《ひと》は病《や》む――生《せい》活《かつ》不《ふ》活《かつ》発《ぱつ》病《びょう》とは何《なに》か

二〇一三年五月二〇日第一刷発行

著者 大川弥生《おおかわやよい》 © Yayoi Okawa 2013

発行者 鈴木 哲

発行所 株式会社講談社
東京都文京区音羽二丁目一二―二一 郵便番号一一二―八〇〇一
電話 出版部 〇三―五三九五―三五二一
販売部 〇三―五三九五―五八一七
業務部 〇三―五三九五―三六一五

装幀者 中島英樹

印刷所 大日本印刷株式会社

製本所 株式会社大進堂

定価はカバーに表示してあります Printed in Japan

本書のコピー、スキャン、デジタル化等の無断複製は著作権法上での例外を除き禁じられています。本書を代行業者等の第三者に依頼してスキャンやデジタル化することはたとえ個人や家庭内の利用でも著作権法違反です。Ⓡ〈日本複製権センター委託出版物〉

複写を希望される場合は、日本複製権センター（〇三―三四〇一―二三八二）にご連絡ください。

落丁本・乱丁本は購入書店名を明記のうえ、小社業務部あてにお送りください。

送料小社負担にてお取り替えいたします。

なお、この本についてのお問い合わせは、現代新書出版部あてにお願いいたします。

「講談社現代新書」の刊行にあたって

教養は万人が身をもって養い創造すべきものであって、一部の専門家の占有物として、ただ一方的に人々の手もとに配布され伝達されうるものではありません。

しかし、不幸にしてわが国の現状では、教養の重要な養いとなるべき書物は、ほとんど講壇からの天下りや単なる解説に終始し、知識技術を真剣に希求する青少年・学生・一般民衆の根本的な疑問や興味は、けっして十分に答えられ、解きほぐされ、手引きされることがありません。万人の内奥から発した真正の教養への芽ばえが、こうして放置され、むなしく滅びさる運命にゆだねられているのです。

このことは、中・高校だけで教育をおわる人々の成長をはばんでいるだけでなく、大学に進んだり、インテリと目されたりする人々の精神力の健康さえもむしばみ、わが国の文化の実質をまことに脆弱なものにしています。単なる博識以上の根強い思索力・判断力、および確かな技術にささえられた教養を必要とする日本の将来にとって、これは真剣に憂慮されなければならない事態であるといわなければなりません。

わたしたちの「講談社現代新書」は、この事態の克服を意図して計画されたものです。これによってわたしたちは、講壇からの天下りでもなく、単なる解説書でもない、もっぱら万人の魂に生ずる初発的かつ根本的な問題をとらえ、掘り起こし、手引きし、しかも最新の知識への展望を万人に確立させる書物を、新しく世の中に送り出したいと念願しています。

わたしたちは、創業以来民衆を対象とする啓蒙の仕事に専心してきた講談社にとって、これこそもっともふさわしい課題であり、伝統ある出版社としての義務でもあると考えているのです。

一九六四年四月　野間省一

政治・社会

自然科学・医学

心理・精神医学

文学

2 光源氏の一生——池田弥三郎
180 美しい日本の私——川端康成 サイデンステッカー
837 中国の名句・名言——村上哲見
1026 漢詩の名句・名吟——村上哲見
1039 悪魔の話——池内紀
1208 王朝貴族物語——山口博
1419 妖精学入門——井村君江
1478 俳句と川柳——復本一郎
1501 アメリカ文学のレッスン——柴田元幸
1667 悪女入門——鹿島茂
1708 きむら式 童話のつくり方——木村裕一
1743 漱石と三人の読者——石原千秋
1841 知ってる古文の知らない魅力——鈴木健一
1952 大和三山の古代——上野誠
2029 決定版 一億人の俳句入門 長谷川櫂
2071 村上春樹を読みつくす 小山鉄郎
2074 句会入門——長谷川櫂
2129 物語論——木村俊介

趣味・芸術・スポーツ

676 酒の話——小泉武夫
863 はじめてのジャズ——内藤遊人
874 はじめてのクラシック 黒田恭一
1025 J・S・バッハ——礒山雅
1287 写真美術館へようこそ——飯沢耕太郎
1371 天才になる!——荒木経惟
1381 スポーツ名勝負物語 二宮清純
1404 踏みはずす美術史——森村泰昌
1422 演劇入門——平田オリザ
1454 スポーツとは何か——玉木正之
1490 マイルス・デイヴィス——中山康樹
1499 音楽のヨーロッパ史 上尾信也
1510 最強のプロ野球論——二宮清純
1548 新 ジャズの名演・名盤 後藤雅洋
1569 日本一周 ローカル線温泉旅——嵐山光三郎
1630 スポーツを「視る」技術 二宮清純
1653 これがビートルズだ 中山康樹
1657 最強の競馬論——森秀行
1723 演技と演出——平田オリザ
1731 作曲家の発想術——青島広志
1765 科学する麻雀——とつげき東北
1796 和田の130キロ台はなぜ打ちにくいか——佐野真
1808 ジャズの名盤入門——中山康樹
1890 「天才」の育て方——五嶋節
1915 ベートーヴェンの交響曲——金聖響 玉木正之
1941 プロ野球の一流たち 二宮清純
1963 デジカメに1000万画素はいらない たくきよしみつ
1990 ロマン派の交響曲——金聖響 玉木正之
1995 線路を楽しむ鉄道学 今尾恵介
2015 定年からの旅行術——加藤仁
2037 走る意味——金哲彦
2045 マイケル・ジャクソン——西寺郷太
2055 世界の野菜を旅する 玉村豊男
2058 浮世絵は語る——浅野秀剛
2111 ストライカーのつくり方——藤坂ガルシア千鶴
2113 なぜ僕はドキュメンタリーを撮るのか——想田和弘
2118 ゴダールと女たち 四方田犬彦
2132 マーラーの交響曲——金聖響 玉木正之

日本語・日本文化

105 タテ社会の人間関係 中根千枝
293 日本人の意識構造——会田雄次
444 出雲神話——松前健
1193 漢字の字源——阿辻哲次
1200 外国語としての日本語——佐々木瑞枝
1239 武士道とエロス——氏家幹人
1262 「世間」とは何か——阿部謹也
1384 マンガと「戦争」——夏目房之介
1432 江戸の性風俗——氏家幹人
1448 日本人のしつけは衰退したか——広田照幸
1738 大人のための文章教室 清水義範
1889 なぜ日本人は劣化したか——香山リカ
1943 なぜ日本人は学ばなくなったのか——齋藤孝
2006 「空気」と「世間」——鴻上尚史
2007 落語論——堀井憲一郎
2013 日本語という外国語 荒川洋平
2033 新編 日本語誤用・慣用小辞典 国広哲弥
2034 性的なことば——井上章一 斎藤光 澁谷知美 三橋順子 編
2067 日本料理の贅沢——神田裕行
2088 温泉をよむ——日本温泉文化研究会
2092 新書 沖縄読本——下川裕治 仲村清司 著・編
2126 日本を滅ぼす〈世間の良識〉——森巣博
2127 ラーメンと愛国——速水健朗
2133 つながる読書術——日垣隆
2137 マンガの遺伝子——斎藤宣彦

『本』年間予約購読のご案内

小社発行の読書人向けPR誌『本』の直接定期購読をお受けしています。

お申し込み方法

小社の業務委託先〈ブックサービス株式会社〉がお申し込みを受け付けます。

①電話　フリーダイヤル　0120-29-9625
年末年始を除き年中無休　受付時間9:00〜18:00

②インターネット　講談社ＢＯＯＫ倶楽部　http://www.bookclub.kodansha.co.jp/teiki/

年間購読料のお支払い方法

年間(12冊)購読料は900円(配送料込み・前払い)です。お支払い方法は①〜③の中からお選びください。

①払込票(記入された金額をコンビニもしくは郵便局でお支払いください)

②クレジットカード　③コンビニ決済